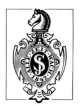

Fortbildung
Operative Medizin

Herausgegeben von
G. Gille · Essen   B. Horisberger · St. Gallen
B. Kaltwasser · Duisburg   K. Junghanns · Heidelberg
R. Plaue · Mannheim

G. Feldkamp E. Koch

Der Brandverletzte

Behandlung Pflege Organisation

Mit einem Geleitwort von J. Rehn

Mit 60 Abbildungen

Springer-Verlag
Berlin Heidelberg New York 1981

Dr. med. Georg Feldkamp
Berufsgenossenschaftliche Krankenanstalten
„Bergmannsheil"
Chirurgische Universitäts- und
Poliklinik
4630 Bochum

Frau Erna Koch
Abtlg. f. Verbrennungen, Plast.- und Handchirurgie
Berufsgenossenschaftliche Unfallklinik
6700 Ludwigshafen

ISBN 3-540-08734-6 Springer-Verlag Berlin Heidelberg New York
ISNN 0-387-08734-6 Springer-Verlag New York Heidelberg Berlin

CIP-Kurztitelaufnahme der Deutschen Bibliothek
Feldkamp, Georg:
Der Brandverletzte: Behandlung, Pflege, Organisation/G. Feldkamp; E. Koch – Berlin, Heidelberg,
New York: Springer 1981.
(Fortbildung: Operative Medizin)
ISBN 3-540-08734-6 (Berlin, Heidelberg, New York)
ISBN 0-387-08734-6 (New York, Heidelberg, Berlin)
NE: Koch, E.:

Das Werk ist urheberrechtlich geschützt. Die dadurch begründeten Rechte, insbesondere die der Übersetzung, des
Nachdruckes, der Entnahme von Abbildungen, der Funksendung, der Wiedergabe auf photomechanischem oder
ähnlichem Wege und der Speicherung in Datenverarbeitungsanlagen bleiben, auch bei nur auszugsweiser
Verwertung, vorbehalten.
Die Vergütungsansprüche des § 54, Abs. 2 UrhG werden durch die „Verwertungsgesellschaft Wort", München,
wahrgenommen.
© by Springer-Verlag Berlin · Heidelberg 1981.
Printed in Germany.
Die Wiedergabe von Gebrauchsnamen, Handelsnamen, Warenbezeichnungen usw. in diesem Werk berechtigt
auch ohne besondere Kennzeichnung nicht zu der Annahme, daß solche Namen im Sinne der Warenzeichen- und
Markenschutz-Gesetzgebung als frei zu betrachten wären und daher von jedermann benutzt werden dürften.
Zeichnungen: R. Gattung-Petith und A. R. Gattung-Petith.
Satz, Druck und Bindearbeiten: Oscar Brandstetter Druckerei KG, Wiesbaden
2119/3140-543210

Geleitwort

Die Diagnostik und die daraus resultierende, zielgerichtete Behandlung Verbrennungskranker ist – dies gilt besonders bei der Einlieferung einer größeren Zahl von Verletzten – in ihrem Erfolg von zahlreichen Faktoren abhängig. Die heutige sogenannte „moderne" Therapie, die selbstverständlich immer wieder Modifikationen unterworfen ist, richtet sich lokal und allgemein – daher Verbrennungskrankheit – an vielfältigen Parametern aus. Die Systematisierung dieses gesamten Behandlungskonzeptes, die sich den individuellen Gegebenheiten anpaßt, ist als der Fortschritt der letzten Jahrzehnte in der Therapie gerade der Schwerverletzten zu bezeichnen.
Die Erfahrungen eines großen Zentrums zur Behandlung von Verbrennungsverletzten aller Schweregrade und Altersklassen sind die solide und breite Grundlage dieser Schrift. Die Autoren haben den erfolgreichen Versuch unternommen, neben den Ärzten den unentbehrlichen Helfern – Schwestern und Pflegern – durch eine didaktisch gute Darstellung in knapper Form mit reichlicher Bebilderung diesen großen Komplex verständlich zu machen. Gerade dieser Personenkreis steht im engsten und ständigen Kontakt mit den Verletzten in der Pflege, Überwachung und der verordneten Steuerung der Therapie. Ohne Kenntnis der Grundlagen der Diagnostik und Therapie ist aber – gerade in bedrohlichen, plötzlich auftretenden Situationen Schwerverletzter – eine zweckentsprechende Reaktion kaum denkbar. Nur wer dieses Basiswissen kennt und beherrscht, kann in der erforderlichen Gemeinsamkeit mit den Ärzten diese schwere Arbeit so verrichten und ausfüllen, daß das Optimum an Präzision und Leistung resultiert, das Grundlage einer Behandlung gerade lebensbedrohlicher Verletzungsfolgen ist. Es bleibt zu wünschen, daß dieses Buch eine so weit gefächerte Verbreitung findet, daß alle die zahlreichen Mitarbeiterinnen und Mitarbeiter erreicht werden, die sich mit der Behandlung – wenn auch nur gelegentlich – dieser Verletzten beschäftigen. Dieser Kreis ist sehr groß, wenn wir bedenken, daß nur ein Teil – vor allem die Schwerverletzten – in den wenigen Zentren behandelt werden können.

Bochum, Januar 1981   Jörg Rehn

Vorwort

Während die sogen. „kleine" Verbrennung vergleichsweise harmlos ist, stellt die ab 10% verbrannter Körperoberfläche beim Kind und ab 20% beim Erwachsenen zählende schwere Verbrennung ein in keiner Phase unproblematisches Krankheitsbild dar.
Die Probleme um die Behandlung von Brandverletzten entstehen aber meist nicht zuerst in den dafür eingerichteten, ohnehin zu wenigen Zentren, sondern viel öfter im jeweils nächstgelegenen Krankenhaus, das die Erstversorgung oder – mangels Kapazität der Zentren – die Endversorgung eines Brandverletzten durchführen muß. Hier fehlt es den Behandelnden oft an Sachkenntnis und Erfahrung vor allem aber auch an raschen Informationsmöglichkeiten. Diese Lücke mit einem praxisnahen, übersichtlichen „Kochbuch" zu schließen, war aus langjähriger Erfahrung in mehreren Krankenhäusern – sozusagen aus akutem Anlaß – unser vordringliches Anliegen. Weiter sollte allen mit der Intensivmedizin oder Intensivpflege – auch der in den Verbrennungszentren – befaßten Personen ein besseres Verständnis für die Dinge ihres oft hektischen Alltags gegeben werden. Schließlich sollen alle Lehrverpflichteten und Lernwilligen eine knappe aktuelle Informationsquelle zur Verfügung haben.
Das Konzept zu diesem Buch entstand während unserer gemeinsamen Tätigkeit in der Abteilung für Verbrennungen, Plastische- und Handchirurgie der Berufsgenossenschaftlichen Unfallklinik Ludwigshafen. Hier wurden die diesem Buch zugrundeliegenden Erfahrungen an einem einmalig umfangreichen Patientengut gesammelt. Die tägliche Routine im Umgang mit Schwerbrandverletzten, die vorbildliche Organisation dieser Abteilung, die jederzeit zur Verfügung stehende Erfahrung ihres Leiters, das gemeinsame Bemühen des dortigen Teams, ständig auf dem neuesten Stand der Verbrennungsbehandlung zu sein, haben uns ermutigt, allgemeingültige Regeln aufzustellen. Somit gilt unser besonderer Dank unserem damaligen, gemeinsamen Chef, Herrn Priv. Doz. Dr. Dr. P. R. Zellner, der die technischen Voraussetzungen für dieses Buch schuf und aus dessen Archiv weitgehend die Bebilderung dieses Buches stammt. Die Therapievorschläge sind größtenteils der Ludwigshafener Routine entnommen. Unser weiterer Dank gilt den Schwestern und Pflegern der Abteilung, die mit praxisnahen Tips mithalfen. Weiterer Dank gilt auch den Sekretärinnen Frau A. Krosser und M. Erlenbruch (Bochum), die in vielen Überstunden die Herstellung dieses Manuskripts ermöglichten. Nicht zuletzt meiner Familie, deren chirurgischer „Vorstand" berufsbedingt sowieso selten zu Hause ist, möchte ich für die Geduld, die diese zusätzliche Belastung bedeutete, ganz herzlich danken.

Bochum, Ludwigshafen, Januar 1981   G. Feldkamp, E. Koch

Inhaltsverzeichnis

1.	**Grundbegriffe der Verbrennungsbehandlung**	1
1.1.	Die Haut und ihre Funktion	1
1.2.	Schädigungsarten und Besonderheiten	1
1.2.1.	Thermisch	2
1.2.2.	Chemisch	2
1.2.3.	Elektrisch	2
1.2.4.	Energiereiche Strahlung	2
1.2.5.	Besonderheiten	2
1.3.	Beurteilung der Schwere der Verbrennung	3
1.3.1.	Tiefe der Verbrennung	3
1.3.2.	Ausdehnung der Verbrennung	5
1.3.3.	Alter	6
1.3.4.	Anamnese	6
1.3.5.	Verbrannter Körperbezirk	6
1.3.6.	Sonstige Faktoren	6
1.4.	Prognose und Letalität	7
1.5.	Todesursachen	7
2.	**Erste Hilfe und Transport**	9
2.1.	Erste Hilfe am Unfallort	9
2.1.1.	Atmung	9
2.1.2.	Blutung	9
2.1.3.	Zirkulation – Schock	9
2.1.4.	Herzstillstand	10
2.1.5.	Flüssigkeitstherapie der ersten 120 min	10
2.1.6.	Schmerzbekämpfung	10
2.1.7.	Lokale Maßnahmen – Sofortmaßnahmen	10
2.2.	Wahl des Behandlungsortes	11
2.3.	Organisation des Transportes	11
2.4.	Die umschriebene – kleine – Verbrennung	11
2.4.1.	Behandlung	11
2.4.2.	Infektion	12
3.	**Organisation einer Schwerverbranntenstation**	13
3.1.	Räumlich-technische Voraussetzungen	13
3.2.	Personelle Voraussetzungen	14
3.2.1.	Ärzte	14
3.2.2.	Schwestern	14
3.2.3.	Medizinisch-technische Assistentin (MTA)	15
3.2.4.	Physiotherapeuten	15
3.2.5.	Beschäftigungstherapeuten	16
3.2.6.	Sozialarbeiter	16

3.2.7.	Technischer Dienst	16
3.2.8.	Hygieniker oder Hygienebeauftragter	16
4.	**Aufnahme und Erstversorgung des Brandverletzten**	17
4.1.	Organisation der Aufnahme	17
4.2.	Der Verbrannte im Aufnahmeraum	17
4.3.	Der Verbrannte im Schockraum	18
4.3.1.	Einrichtung	18
4.3.2.	Maßnahmen im Schockraum	18
5.	**Schockphase der Verbrennung**	22
5.1.	Definition	22
5.2.	Pathophysiologie	22
5.2.1.	Zusammenfassung	24
5.2.2.	Erschwerende Faktoren der Schocktherapie	24
5.3.	Volumentherapie	25
5.3.1.	Welcher Patient braucht Infusionstherapie?	25
5.3.2.	Art der Infusionsflüssigkeit	25
5.3.3.	Flüssigkeitsmengen	25
5.3.4.	Überwachung des Schocks	26
6.	**Phase der Verbrennungskrankheit**	28
6.1.	Definition und Pathophysiologie	28
6.2.	Grundregeln der klinischen Überwachung eines Verbrennungspatienten	29
6.2.1.	Respiratorisches System	29
6.2.2.	Herz-Kreislauf-System	33
6.2.3.	Niere und ableitende Harnwege	35
6.2.4.	Blut	37
6.2.5.	Nervensystem	38
6.3.	Infusionstherapie und Ernährung des Verbrennungspatienten	39
6.3.1.	Flüssigkeitsbedarf am Ende der Schockphase	39
6.3.2.	Erstellung des täglichen Infusionsplanes	40
6.3.3.	Orale Ernährung	42
6.3.4.	Komplikationen der Infusionstherapie	43
6.3.5.	Komplikationen der Nahrungszufuhr	44
6.4.	Versorgung und Pflege der Verbrennungswunde	45
6.4.1.	Wundbehandlungsmethoden	46
6.4.2.	Behandlungstechnik	46
6.5.	Operative Maßnahmen	51
6.5.1.	Grundregel der Hauttransplantation	51
6.5.2.	Zeitpunkt der Nekrosenentfernung und Transplantation	51
6.5.3.	Eigenhauttransplantation	52
6.5.4.	Allgemeine präoperative Maßnahmen	52
6.5.5.	Lokale präoperative Maßnahmen	53
6.5.6.	Der Patient im Operationssaal	53
6.5.7.	Fremdhautübertragung	63
6.6.	Spezielle Behandlung bestimmter Bezirke	64
6.6.1.	Gesicht	64

5.6.2.	Nase	65
5.6.3.	Ohren	65
5.6.4.	Augen	65
5.6.5.	Kopfhaut	66
5.6.6.	Extremitäten	66
5.6.7.	Hand	68
5.6.8.	Rumpf	69
6.7.	Narben und Kontrakturen	69
6.7.1.	Häufigkeit	69
6.7.2.	Phasen der Narbenbildung	70
6.7.3.	Prophylaxe	71
6.7.4.	Lagerung	71
6.7.5.	Krankengymnastische Maßnahmen	72
7.	**Infektionsbekämpfung**	74
7.1.	Prinzipien der Infektionsbekämpfung	74
7.1.1.	Unterbindung von Keimverschleppung zum Patienten	74
7.1.2.	Beseitigung von Erregerquellen	75
7.1.3.	Anwendung von lokalen Antiseptika und Chemotherapeutika	75
7.1.4.	Unterstützung der körpereigenen Abwehrmechanismen	76
7.2.	Entstehung von septischen Komplikationen	76
7.3.	Mikrobiologische Überwachungsmaßnahmen	77
8.	**Organisation des Pflegedienstes – Allgemeine Pflegemaßnahmen**	78
8.1.	Organisation des Pflegedienstes auf einer Schwerverbranntenstation	78
8.1.1.	Schichtwechsel	78
8.1.2.	Visite	79
8.1.3.	Dokumentation	79
8.1.4.	Allgemeine Pflegemaßnahmen	80
8.2.	Hygiene	84
8.2.1.	Grundregeln	84
8.2.2.	Maßnahmen	85
8.3.	Komfort	85
8.3.1.	Lagerung	85
8.3.2.	Aufsitzen und Aufstehen	85
8.3.3.	Kommunikationsmöglichkeiten	85
8.3.4.	Drehbett	86
8.4.	Psychische Stütze	86
9.	**Rehabilitation**	87
9.1.	Ziel	87
9.2.	Beschäftigungstherapie	87
9.3.	Plastische Chirurgie	87
9.4.	Schienen	88
9.5.	Bewegungsübungen	88
10.	**Literatur**	89
11.	**Sachverzeichnis**	91

1. Grundbegriffe der Verbrennungsbehandlung

1.1. Die Haut und ihre Funktion

Anatomie

Die Haut ist flächenmäßig mit ca. 1,8 m² beim erwachsenen Mann das größte Organ des Menschen. Sie hat 2 Schichten: Epidermis (Oberhaut) und Corium (Lederhaut). Die Oberhaut ist sehr dünn, an ihrer Oberfläche nicht durchblutet und verhornt. Sie stellt einen mechanischen Schutz gegen Angriffe von außen dar. Die Lederhaut macht den größten Teil der Haut aus. Sie besteht aus gefäßführendem Bindegewebe und besitzt spezielle Strukturen, die für die Lebensfähigkeit eines normalen Körpers notwendig sind: Nervenendigungen, Schweiß- und Talgdrüsen, Haarfollikel. Hier sitzen auch die Rezeptoren (Aufnahmeorgane) für Schmerz, Temperatur und Berührung (Abb. 1.1.).

Funktion
- Mechanischer Schutz
- Schutz gegen Infektion
- Schutz vor Austrocknen
- Temperaturregulation
- Ausscheidungsorgan (Wasser, Kochsalz, Harnstoff)
- Sinnesorgan
- Vitamin-D-Produktion
- Ästhetische Funktion = Gestaltung des persönlichen Erscheinungsbildes

1.2. Schädigungsarten und Besonderheiten

Die Haut ist gegen Wärme empfindlicher als gegen Kälte. Wegen der Empfindlichkeit der Zellenzyme gegen Erhitzung führt eine Steigerung der Temperatur auf über 40° C für längere Zeit zu Schädigungen der Haut. Gewarnt wird der Körper durch die Temperatur- und Schmerzrezeptoren, die zu Fluchtreflexen führen. Die Schmerzschwelle kann durch langsa-

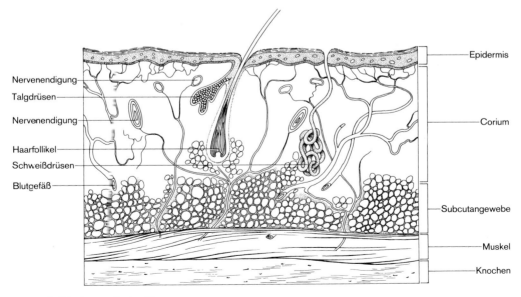

Abb. 1.1. Die Anatomie der Haut

mes Aufheizen der Haut heraufgesetzt werden (Heizkissen, Wärmeflasche), so daß Schäden ohne Schmerzempfindung möglich sind. Bei Schädigung ist die *Art* der Wärmequelle wichtig.

1.2.1. Thermisch
Flamme (2000–3500° C): direkte Verbrennung der Haut oder sekundäre durch brennende Kleidung.
Heißes Wasser, heißer Dampf: führt zu Verbrühungen (wichtig bei Kindern).
Heiße Körper: führen zu Kontaktverbrennungen, da hohe Leitfähigkeit.

1.2.2. Chemisch
Infolge direkter chemischer Wirkung + Wärmewirkung der chemischen Reaktion = Verätzung.

1.2.3. Elektrisch
Wärme + chemische Reaktion.
Wechselstrom ist gefährlicher als Gleichstrom. An Stromeintritts und -austrittsstellen entstehen hohe Temperaturen. Der Strom bevorzugt Muskeln und Gefäße wegen ihrer hohen Leitfähigkeit, die dabei schwerstens geschädigt werden → Verkohlung, Verkochung.

1.2.4. Energiereiche Strahlung
Hitzewirkung + enzymatische Wirkung + Histaminfreisetzung (z. B. UV-Bestrahlung).
Das *Ausmaß* einer Verbrennung ist abhängig von
– physikalischer Kraft (Temperatur, chemische Agressivität, Stromstärke, Strahlungsintensität),
– Einwirkungsdauer,
– Gewebefaktor (= Leitfähigkeit).

Daher:
Art und Ausmaß der Verbrennung an der Oberfläche läßt nur bedingt Rückschlüsse auf die Tiefe der Schädigung zu.

Die Ursache einer Verbrennung beeinflußt weder das Erscheinungsbild noch das therapeutische Vorgehen.

1.2.5. Besonderheiten
Flammenverbrennung:
Explosionen bewirken Stichflamme mit sehr kurzer Einwirkungsdauer → oberflächliche Verbrennung.
Sekundärbrennende Kleidung → tiefe Verbrennung.
Extrem: Verkochen oder Verkohlen der Haut, Schmelzen des Subkutangewebes, Freiliegen von Sehnen, Nerven und Gefäßen, Schrumpfung der Muskulatur = „Fechterstellung" der Extremitäten.

Heißes Wasser:
70–90% der Verbrennungen bei Kindern geschehen durch heißes Wasser:
Übergießen mit heißem Wasser = umschriebene oberflächliche Verbrennungen;
Hineinfallen in heißes Wasser = ausgedehnte oberflächliche Verbrennungen.
Die Saugfähigkeit der Kleidung bedeutet längere Einwirkungsdauer der Hitze. Heißes Wasser führt nach wenigen Sekunden zu zweitgradiger Verbrennung bzw. Verbrühung.

Heiße Körper (z. B. flüssiges Metall):
Leitfähigkeit: groß,
Masse: häufig klein → drittgradig umschriebene, sehr tiefe, spritzertartig ausgestanzte Defekte.

Chemische Verbrennung:
Laugen: durch Wasserentzug, Fettverseifung + Wärme entsteht Kolliquationsnekrose = sehr schmerzhaft.

Säure:
Säure: Durch Wasserentzug, Gewinnung von Eiweiß = typisch gefärbter Schorf, z. B. Schwefelsäure = grünschwarz; Salpetersäure = hellgelb bis gelbbraun; Trichloressigsäure = weiß; Flußsäure = tiefreichende Nekrosen.

Elektrische Verbrennung:
Lichtbogen = Hochspannung – Flammenwirkung;
Elektrische Energie = chemische Wirkung, Wärmewirkung, spezifisch elektrische Wirkung.

Wichtig:
Stärke, Dauer, Art, Weg des elektrischen Stroms + Leitfähigkeit (feucht, Isolierung) des Gewebes. Akut bedrohlich: Krämpfe, Herzflimmern, Atemlähmung.

Leitbahnen: Muskeln, Gefäße, Nerven.
Hohe Temperaturen an Ein- und Austrittsstellen. Entlang den Leitbahnen Thrombosen und Nekrosen.
Typisch kleine Eintrittsstelle mit tiefer, alle Schichten durchsetzenden Nekrose, die sich in der Tiefe oft ausbreitet.
Häufig Myoglobin im Urin = dunkelbrauner Urin durch Muskelfarbstoff — zerstörte Muskulatur.

Strahlungseinwirkung
UV-Strahlung: Histaminfreisetzung → Rötung evtl. Blasenbildung der Haut (Sonnenbrand).
Energiereiche Strahlung: → enzymatische Störung.
Extrem: Atomexplosion, Reaktorunfall. Enzymatische + mechanische + Hitzewirkung (15 000 °C): Hiroshima-Bombe = bis 1,8 km Entfernung drittgradige Verbrennung; 30-Mt-Bombe = bis 30 km Entfernung drittgradige Verbrennungen.
Bester Schutz: Wolle — je dicker und je hellere Farbe, um so besser.
Strahlenkrankheit: vor allem Schäden des blutbildenden Systems + Spätschäden = genetische Schäden.
Absolut tödliche Dosis = 600–700 R bei einmaliger Ganzkörperbestrahlung; 50% Letalität = 400 R; „kritische Dosis" = 100 R einmalige Ganzkörperbestrahlung.

1.3. Beurteilung der Schwere der Verbrennung

Beeinflussende Faktoren
— Tiefe der Verbrennung
— Ausdehnung der Verbrennung
— Alter
— Anamnese
— Verbrannter Körperbezirk
— Sonstige Faktoren

Die Beurteilung der Schwere einer Verbrennung hat direkte therapeutische Konsequenzen in der Erstellung des Infusionsplans und in der Erstellung des Operationsplans (Methode, Zeitpunkt).

1.3.1. Tiefe der Verbrennung

Ersten Grades = Rötung und Schwellung, typisches Beispiel: Sonnenbrand, klinisch je nach Ausdehnung meist bedeutungslos (Abb. 1.2.).
Zweiten Grades = oberflächliche bis tiefe Teilverbrennung der Haut (Abb. 1.3.).
Dritten Grades = tiefe (komplette) Verbrennung der Haut (Abb. 1.4., 1.5.).
Der Begriff Verbrennung *zweiten Grades* (= Teilverbrennung) besagt, daß nur Teile der Haut beschädigt sind.
Die spontane Heilung ist möglich. In Haarfollikeln und Schweißdrüsen verbleiben intakte Epithelinseln.

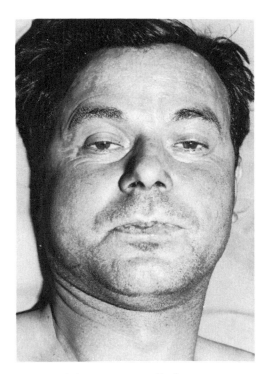

Abb. 1.2. Verbrennung ersten Grades
Hier nach Stichflamme. Haare und Augenbrauen sind angesengt

Wir unterscheiden die oberflächliche zweitgradige Verbrennung (= Verbrennung von Epidermis und Teilen des Coriums) und die tief zweitgradige Verbrennung (= Verbrennung von Epidermis, Teilen des Coriums und Teilen der Subkutis) (Abb. 1.6.).

Die *drittgradige* Verbrennung oder tiefe Verbrennung bedeutet die Zerstörung der Haut in ihrer ganzen Tiefe, d. h. Epidermis und Corium komplett. Es sind oft auch das Subkutangewebe und manchmal die Muskeln, Sehnen und Knochen verbrannt. Eine Regeneration der Haut ist nicht möglich. *Die tiefen Verbrennungswunden können nicht spontan heilen.* Hier müssen operativ die Nekrosen entfernt und Hauttransplantationen durchgeführt werden. Die tiefe Verbrennung ist eine sehr ernste Verletzung, weil die Haut keine Funktion mehr besitzt. Der Übergang zur Teilverbrennung ist fließend, so daß einer Verbrennung nicht sofort angesehen werden kann, ob es eine tief zweitgradige (= Teilverbrennung) oder eine drittgradige (= tiefe Verbrennung) ist. Das zeigt erst der Verlauf.

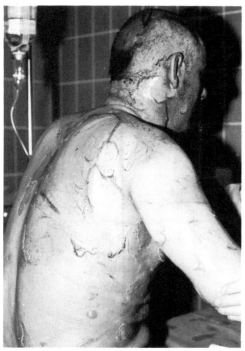

Abb. 1.3. Verbrennung zweiten Grades
Auf der rechten Schulter und am rechten Oberarm tief zweitgradig. Übrige Bezirke oberflächlich zweitgradig

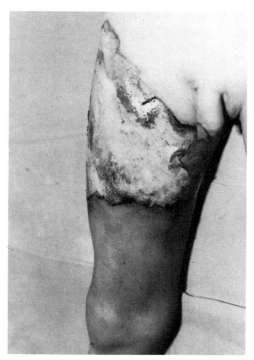

Abb. 1.4. Umschriebene drittgradige Verbrennung Hier durch heißes Metall

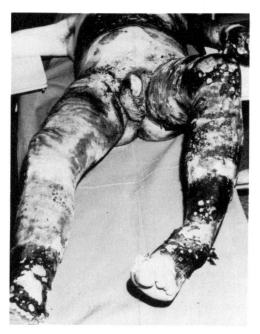

Abb. 1.5. Drittgradige Verbrennung mit starker Rauchentwicklung (schwarze Areale) Hier ein im Bett verbrannter Patient

Beurteilung der Schwere der Verbrennung

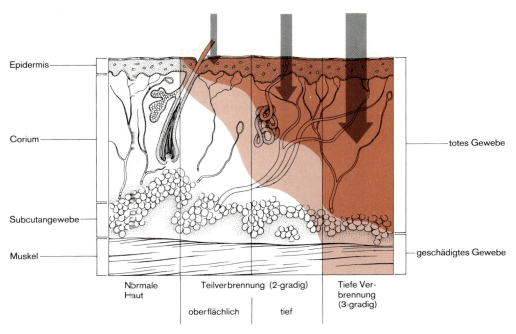

Abb. 1.6. Die Verbrennungstiefe der einzelnen Verbrennungsgrade

Merke:
Eine drittgradige Verbrennung, die spontan abheilt, war eine tief zweitgradige Verbrennung.

Differentialdiagnose

	Zweitgradige Verbrennung	*Drittgradige Verbrennung*
Farbe	Rot, Abblassen nur auf Druck, Oberfläche glänzt durch Feuchtigkeit = abtropfendes Serum	Weiß, braun bis schwarz, kein Abblassen auf Druck, Oberfläche stumpf und trocken
Sensibilität	Normal oder vermehrt gegen Berührung und Temperatur, sehr schmerzhaft!	Unempfindlich, taub gegen Berührung und Temperatur, kein Schmerz weil Schmerzrezeptoren zerstört
Konsistenz	Normal bis derb, Blasenbildung	Derb bis lederartig, oft panzerartig starr, keine Blasenbildung

Merke:
Wichtig ist, weiteren Schaden zu vermeiden wie mechanische Reizung durch häufigen Wechsel klebender Verbände, ätzende Desinfektionsmittel oder Infektion.

Hierdurch geht die Teilzerstörung der Haut (= zweitgradige Verbrennung) in eine Totalzerstörung (= drittgradige Verbrennung) über.

1.3.2. Ausdehnung der Verbrennung

Die Ausdehnung einer Brandverletzung wird in Prozenten der verbrannten Körperoberfläche angegeben (% VKO). Eine rasche Abschätzung gestattet die „Neunerregel" nach WALLACE, die den Körper in Flächen von 9% der Körperoberfläche aufteilt (Abb. 1.7.). Ein anderes einfaches Hilfsmittel ist die Größe der Handinnenfläche mit Fingern, die 1% der Körperoberfläche entspricht. Nachteil: Ungenau, da keine Differenzierung in den unterschiedlichen Proportionen von Kopf zu unteren Extremitäten bei Kindern und Erwachsenen, d. h. für einen Erwachsenen und einen Fünfjährigen wird die gleiche Verbrennungsausdehnung errechnet.

Genauer ist die Methode nach BERKOW, die bestimmten Körperregionen eine bestimmte prozentuale Oberflächenausdehnung zuordnet (Abb. 1.8.). Hierbei wird den unterschiedlichen Altersstufen (Kinder, Jugendliche, Erwachsene) Rechnung getragen, bei denen sich das Verhältnis Kopf-Rumpf zugunsten des Kopfes verschiebt.

1.3.3. Alter

Kinder unter 2 Jahren und Erwachsene über 60 Jahre sind erheblich mehr gefährdet als andere Altersgruppen mit gleicher Verbrennungsfläche (Abb. 1.9.). Bei Kindern spielt die geringere Toleranz gegen Flüssigkeitsverluste und die relativ große Körperoberfläche eine Rolle; bei den alten Menschen sind es die relative Abwehrschwäche und degenerative Prozesse und damit geringere Leistungsreserven.

1.3.4. Anamnese

Vorbestehende Erkrankungen bedeuten eine zusätzliche Gefahr für den Verbrannten, z. B. kann ein latenter Diabetes mellitus manifest werden, eine vorgeschädigte Leber kann versagen, eine ruhende Tuberkulose kann aufflammen, ein vorgeschädigtes Herz kann insuffizient werden.

1.3.5. Verbrannter Körperbezirk

Verbrennungen des Gesichts und des Halses bedeuten oft Rauch- und Flammeninhalation mit direkter Schädigung der oberen Atemwege und der Lunge. Bei Verbrennung des Kopfes droht ein Hirnödem. Verbrennung des Thorax bedeutet eingeschränkte Atemmechanik durch den durch Nekrosen „gefesselten" Thorax. Unbedeckte Teile (Kopf, Hals, Hände, Arme) verbrennen besonders häufig.

1.3.6. Sonstige Faktoren

Rauchentwicklung → Lungenschaden
Ätzende Gase → Lungenödem
Flußsäure → tiefe Nekrosen
Flüssiges Metall → umschriebene sehr tiefe Verbrennungen

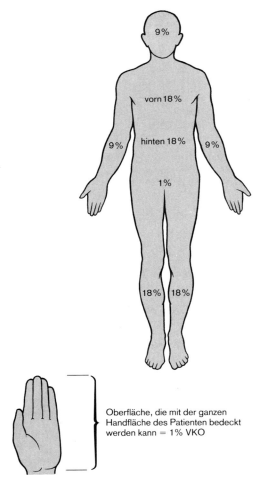

Abb. 1.7. Die Neunerregel nach WALLACE

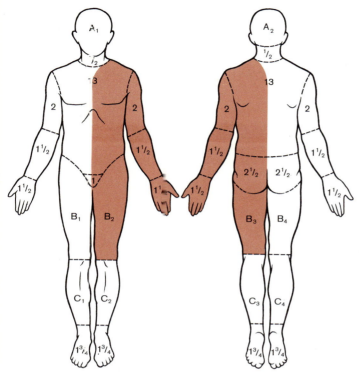

	vorn	hinten
Kopf (A)		
Hals		
re. Oberarm		
re. Unterarm		
re. Hand		
li. Oberarm	2	2
li. Unterarm	1½	1½
li. Hand	1½	1½
Rumpf	6	6
Gesäß (li.)	2½	(re.)
Genitale		
re. Oberschenkel (B)		
re. Unterschenkel (C)		
re. Fuß		
li. Oberschenkel (B)	4	4
li. Unterschenkel (C)		
li. Fuß		
% total		32½

Prozentzahl der durch Wachstum beeinflußten Bezirke

Jahre:	0	1	5	10	15	Erwachsener
A = ½ Kopf	9½	8½	6½	5½	4½	3½
B = ½ Oberschenkel	2¾	3¼	4	4¼	4½	4¾
C = ½ Unterschenkel	2½	2½	2¾	3	3¼	3½

Abb. 1.8. Die Berechnung der Verbrennungsflächen nach BERKOW am Beispiel eines 5jährigen Jungen mit 32,5% VKO

Hochspannung → tiefe kegelförmige Eintrittsstellen und ausgedehnte Verbrennungen tiefer Strukturen wie Muskeln, Gefäße Nerven.

1.4. Prognose und Letalität

Sie ergibt sich aus den vorausgegangenen Faktoren sowie Begleitverletzungen durch mechanische Gewalt. Die größte Bedeutung haben die Punkte 1.3.2. und 1.3.3.; sie dienen zur Errechnung der Letalitätswahrscheinlichkeit. Während ein 10jähriger mit 60% drittgradig verbrannter Körperoberfläche eine Letalitätswahrscheinlichkeit von 60% hat, heißt das für einen 60jährigen = 100% (s. Abb. 1.8.). Auch die Punkte 1.3.4. bis 1.3.6. beeinflussen die Prognose, wenngleich nicht so konstant.

1.5. Todesursachen

Sie sind die Folge von Komplikationen, die besonders bei schweren Verbrennungen auftreten.

> **Merke:**
> Komplikationen sind bei schweren Verbrennungen eher die Regel als die Ausnahme

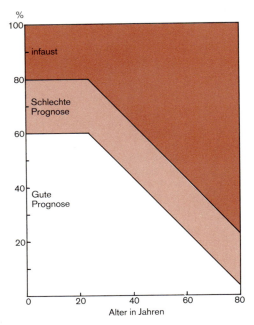

Abb. 1.9. Prognose drittgradiger Verbrennungen in Beziehung zur Verbrennungsfläche und zum Alter

Eine Analyse von 1974 verstorbenen Patienten (FELLER 1973) zeigt folgende Todesursachenhäufigkeit:

Ursache	Zahl der Fälle	%
Sepsis	489	25
Pneumonie	465	24
Nierenversagen	185	9
Herzversagen	174	9
Tiefe Verbrennung	158	8
Primäre Lungenschädigung	133	7
Gastrointestinale Blutung	64	3
Hirnödem	58	3
Lungenödem	43	2
Lungenembolie	41	2
Bilanzprobleme	23	1
Peritonitis	16	1
Sonstige	125	6
	1974	100

Die Pathophysiologie der Komplikationen wird in den entsprechenden Kapiteln abgehandelt.

2. Erste Hilfe und Transport

2.1. Erste Hilfe am Unfallort

Notfall-ABC = Überwachung der vitalen Funktionen
A = Atmung
B = Blutung
C = Zirkulation (Kreislauf)
D = Schmerzbekämpfung
E = Lokale Maßnahmen

2.1.1. A = Atmung

Beachte:

Stridor = mechanisches Hindernis durch Fremdkörper oder bei Bewußtlosigkeit
   Wechsel der Atemfrequenz:
   Abnahme = drohende Bewußtlosigkeit;
   Zunahme = drohende Insuffizienz
   Zyanose?
Sekret aus Mund und Nase → rasch entfernen.
Bewußtlosigkeit → Atemwege frei machen oder frei halten, Lagerung in stabiler Seitenlage.
Atemstillstand → Atemwege frei machen, Beatmung (Mund zu Mund, Atemtubus oder Maske), falls möglich Intubation – *keine Nottracheotomie!*
Ausnahme: Gesichtsverbrennung mit Flammeninhalation = direkte Schädigung der oberen Luftwege (s. 6.2.1.2.).

2.1.2. B = Blutung

Entstehung: z. B. Explosionsunfall.
Äußere Blutung: Sichtbar!
Therapie: Fingerkompression, Unterbindung, Klemme, evtl. Schockbehandlung.

Innere Blutung: Vermutet! (Leber-, Milz-, Mesenteriumriß).
Symptome: Blutdruckabfall, Pulsanstieg, Blässe, Zunahme Bauchumfang.
Therapie: Lavage, evtl. Laparotomie, Schockbehandlung.

2.1.3. C = Zirkulation – Schock

Kreislaufkontrolle durch
Schockindex $= \dfrac{\text{Puls}}{\text{Blutdruck}}$

Normal = 0,5
Leichter Schock (30% Blutverlust) = 1
Schwerer Schock (Lebensgefahr) = 1,5

Ursachen:

primär neurogen,
dann hypovolämisch (manchmal blutungsbedingt),
später kardiogen oder septisch.

Nicht alle Patienten kommen in den Schock. Ausdehnung, Tiefe, Alter, vorbestehende Leiden beeinflussen sein Entstehen.

Beispiel:

70jährige Hypertonikerin mit 10% verbrannte Körperoberfläche (VKO): drohender Schock.
17jähriger mit 20% VKO: geringe Schockgefahr.
Es ist im Einzelfall schwierig, die Schockgefährdung vorauszusagen, daher:

Pulskontrolle – ob steigt,
RR-Kontrolle – ob fällt,
Urinkontrolle – ob zurückgeht.

> **Merke:**
> Erwachsene ab 15% und Kinder ab 10% verbrannter Körperoberfläche = Schockgefahr → Schocktherapie.

2.1.4. Herzstillstand

Ursachen: schwerste Atemnot oder Atemstillstand (z. B. durch Glottisödem), Schock, Herzflimmern bei elektrischem Unfall.

Therapie: Herzmassage:
- Patient auf harter Unterlage bzw. Boden lagern,
- rhythmische Brustkorbkompressionen (80/min),
- intrakardiale Injektionen: bei Asystolie z. B. Alupent, Kalzium, Suprarenin,
- Acidosebekämpfung (Natriumbikarbonat),
- Defibrillation, elektrisch oder mechanisch durch Faustschlag auf den Thorax,
- Intubation und Beatmung,
- Schocktherapie.

> **Merke:**
> Herzstillstand bedeutet immer auch Atemstillstand — daher: 5 Herzmassagen — 1 Atemspende im Wechsel.

2.1.5. Flüssigkeitstherapie der ersten 120 min

Wer?	Erwachsene ab 15%, Kinder ab 10% verbrannter Körperoberfläche (VKO).
Was?	Elektrolyt — Lävuloselösung 1:1.
Wieviel?	Soviel wie möglich, d. h. bis etwas dagegen spricht; mindestens aber 2000 ml = 2 l
Wie?	i. v. (Kavakatheter) + Trinkenlassen (falls keine Magen-Darm-Verletzung, Brechreiz oder Bewußtseinstrübung). Der Trinkflüssigkeit 1 Teelöffel Salz pro Liter zufügen.
Wann?	So schnell wie möglich beginnen.

> **Merke:**
> Eine Verbrennung von 25% VKO verliert in den ersten 120 min 25% des zirkulierenden Blutvolumens als Plasma.

Unbedingt vermeiden:
Alleinige Gabe von Plasmaexpandern und hypertonen Lösungen. Sie trocknen das Interstitium und den Intrazellulärraum zugunsten des Intravasalraumes aus, d. h. das Gewebe und die Zellen trocknen aus, während der Kreislauf überfüllt wird.

2.1.6. D = Schmerzbekämpfung

Die drittgradige Verbrennung ist schmerzlos, die zweitgradige Verbrennung sehr schmerzhaft. Da drittgradige Verbrennungen nie ohne einen Rand zweitgradiger Verbrennungen vorkommen, bestehen immer starke Schmerzen.

> **Merke:**
> Schmerz unterhält oder erzeugt Schock.

Therapie: 25–50 mg Dolantin + 50 mg Atosil oder 5 mg Valium *(nur i.v.!)*.
Injektionen i. m. und s. c. sind verboten, da Zirkulation verlangsamt und Resorption unsicher (Ödembildung!).

> **Merke:**
> Bei Sedierung Atmung beachten! Beruhigungsmittel beruhigen = verlangsamen auch die Atmung!

2.1.7. E = Lokale Maßnahmen — Sofortmaßnahmen

- Feuer löschen (Wasser; in Decken einwickeln; Brennende am Boden rollend löschen).
- Verbrannten Bezirk sofort in kaltes Wasser tauchen oder mit kaltem Wasser übergießen (10–15 min lang).
- Kleider über Brandwunden entfernen, sofern sie nicht fest kleben. Bei Verbrühungen alle Kleider schnellstens entfernen, da Hitzewirkung der flüssigkeitsgetränkten Stoffe.
- Wunden nicht säubern, sondern mit Metallfolie oder mit sauberen, wenn möglich sterilen Tüchern abdecken (gebügelte Bettwäsche oder Handtücher): je glatter und je weniger klebend, um so besser.
- Wärme zuführen bzw. Wärmeabgabe verhindern (Wolldecken).
- Auftragen von Öl, Salben, Puder oder Desinfektionslösung ist bei der Erstbehandlung verboten.

- Alle Säuberungsmaßnahmen an der Verbrennungswunde unterlassen.
- Augenschäden mit neutraler Salbe oder sterilem Verband bedecken.
- Bei Laugen- und Säureverätzungen: Kleider, Schuhe und Strümpfe sofort entfernen und Verletzten mit reichlich Wasser abspülen.

2.2. Wahl des Behandlungsortes

Orientierende Einschätzung der Ausdehnung der Verbrennung nach der Neunerregel oder mit der Handfläche = 1% VKO (s. 1.3.2.).

Wer kommt wohin?
- Spezialabteilung für Schwerverbrannte oder Intensivstation eines Schwerpunktkrankenhauses:
    Erwachsene ab 20% VKO,
    Kinder unter 2 Jahren und Erwachsene über 60 Jahre ab 15% VKO,
    Verdacht auf Lungenverbrennung durch Flammeninhalation oder Rauchvergiftung.
- Allgemeines Krankenhaus stationär:
    Zweitgradige Verbrennung von 5–20% VKO,
    alle drittgradigen Verbrennungen bis 20% VKO,
    alle kleineren Verbrennungen, falls Nebenverletzungen vorliegen.
- Ambulant – Chirurg:
    Zweitgradige Verbrennung bis zu 5% VKO,
    ausgedehnte erstgradige Verbrennung (Sonnenbrand).
- Handchirurg – Plastischer Chirurg:
    Umschriebene isolierte Verbrennung des Gesichts,
    isolierte Verbrennung der Hand.

Merke:
Der 60jährige über 50% verbrannte Patient kann in das nächste Krankenhaus transportiert werden:
Prognose infaust = Patient hat keine Überlebenschance.

2.3. Organisation des Transportes

Grundregel:
Der Schwerbrandverletzte muß innerhalb von *60 min* das endgültig behandelnde Krankenhaus erreicht haben.

Daher:
- Schnelle Organisation,
- telefonische Abklärung des Aufnahmeortes,
- Angabe zur Person:
    Alter, Ausdehnung der Verbrennung, Zeitpunkt der Verbrennung, befallene Region, Entstehungsursache, Allgemeinzustand, gegebene Flüssigkeitsmenge, Begleitverletzungen.
- Schneller Transport: Bis 20 km Entfernung Sanka, über 20 km Entfernung Hubschrauber.
- Ärztliche Begleitung unbedingt erforderlich, möglichst Anästhesist.
- Maßnahmen während des Transportes:
    Flüssigkeitszufuhr von mindestens 1000 ml pro h;
    Überwachung der Atmung: Absaugen, Aspirationsverhütung, evtl. Intubation;
    Überwachung von Kreislauf, Puls und Blutdruck;
    Überwachung der Urinausscheidung;
    Exaktes Verlaufsprotokoll.

2.4. Die umschriebene – kleine – Verbrennung

Welche Verbrennungen können *ambulant* behandelt werden?
- Der ausgedehnte Sonnenbrand = erstgradige Verbrennung.
- Die zweitgradige Verbrennung von weniger als 5% VKO.
- Nur Patienten zwischen 2 und 60 Jahren.
- Nur Patienten ohne Risikofaktoren und ohne Begleitverletzungen.

2.4.1. Behandlung (s. auch 6.5.)

Ersten Grades:
kaltes Wasser, Kortisonspray.

Zweiten Grades:
Blasenentfernung;
Waschen mit Desinfektionsmittel;
Bedeckung mit nicht klebendem Gittertüll, Wattekompressionsverband. Verband 8–10 Tage belassen, da unnötige Reizung der Wunde und Störung der Regeneration;
Hochlagern;
Tetanusimmunisierung.

> **Merke:**
> Ein Infekt macht sich auch ohne tägliche Wundinspektion bemerkbar.

Gepolsterte Kompressionsverbände haben folgende Vorteile:
— Unterstützung des venösen Rückflusses,
— Schienung,
— Schmerzlinderung,
— Unterdrückung überschießender Proliferation und damit Narbenbildung.

Gesichtsverbrennungen:
Nach Blasenabtragung offenlassen, d.h. kein Verband, keine Salbe; der trockene Fibrinfilm ist der beste Verband (s. auch 6.6.1.).

Handverbrennung:
(s. 6.6.7.).

Drittgradige Verbrennungen:
Gehören immer in stationäre Behandlung. Sie können spontan über Granulationsbildung abheilen. Nachteile: Heilung über lange Zeit, erhöhte Infektionsgefahr, ausgedehnte entstellende Narben.

Daher:
Exzision am 3.–4. Tag bis auf die Faszie und Deckung mit Spalthaut in einer Operation. Anschließend Verband mit Fettgaze und Wattekompression; bei gelenküberschreitenden Verbrennungen Schienung; erster Verbandwechsel 4.–6. Tag (s. auch 6.5.).

> **Merke:**
> Verbliebenes Fett oder Granulationen im Transplantatlager verhindern das sichere Angehen der Spalthaut → beides muß entfernt werden!

2.4.2. Infektion

Bedeutet allgemein ein Fortschreiten der Verbrennungsnekrosen mit zusätzlichem Gewebsverlust. So wird aus einer zweitgradigen Verbrennung durch Infektion ein drittgradiger Gewebeschaden. An der Hand besonders folgenschwer, weil tiefer liegende Strukturen wie Sehnen, Nerven, Gefäße mitbetroffen werden.

3. Die Organisation einer Schwerverbranntenstation

Die effektive Behandlung von Schwerbrandverletzten erfordert außer speziellem Fachwissen und entsprechender klinischer Erfahrung:
— Räumlich-technische Voraussetzungen;
— personelle Voraussetzungen.

3.1. Räumlich-technische Voraussetzungen

— Das Vorhandensein einer geschlossenen Einheit mit vollklimatisierten Einzelzimmern, durch Schleusen vom übrigen Krankenhaus getrennt (Abb. 3.1.)
— Keimarme, warme (36°C), trockene Luft (40% Luftfeuchtigkeit) mit hoher Zirkulationsgeschwindigkeit („Wüstenklima"), für jedes Zimmer einzeln regulierbar.
— Eigenes bakteriologisches Labor und chemisches Labor im 24-stündigen Bereitschaftsdienst.
— Betreten der Station durch Schleusensystem: Ablegen der Straßenkleidung und Anlegen von Spezialkleidung (entsprechend OP-Kleidung).
— Strengstes aseptisches Verhalten im Pflegebereich (OP-Bedingungen = steriler Einmalkittel, Überschuhe, Kopfbedeckung, Mundschutz, sterile Handschuhe).
— Desinfektion aller in die Abteilung eingeschleusten Materialien in eigener Materialschleuse.

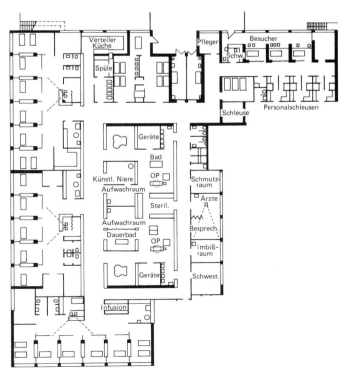

Abb. 3.1. Grundriß einer Brandverletztenstation am Beispiel der B.G. Unfallklinik Ludwigshafen a. Rh.

- Weitgehende Verwendung von Einmalmaterial.
- Intensive Raumdesinfektion nach einem speziellen Plan des Hygieneteams unter ständiger Laborkontrolle.
- Neben dem Vorhandensein von Funktionsräumen (Arztzimmer, Konferenzraum, Lagerräume, Küche, Schockraum, Baderaum) gehört ein von außen direkt zugänglicher Aufnahmeraum sowie ein eigener OP dazu, ohne daß die Abteilung verlassen werden muß. Ebenfalls müssen ein eigenes Röntgengerät, Narkosegerät, Beatmungsgerät und Dialysegerät vorhanden sein.

Ziel:
Die Isolierung des Verbrennungspatienten erfolgt in zwei Richtungen:
- Vermeidung einer Keimverschleppung vom Personal zum Patienten.
- Vermeidung der Keimverschleppung vom Patienten in die Pflegeeinheit, d. h. zum Nachbarpatienten.

Zur Vermeidung einer Keimverschleppung aus dem Patientenzimmer wird der Luftdruck dort gegenüber der Einheit niedriger gehalten, so daß bei offenen Türen ein Luftstrom von draußen nach innen entsteht (s. auch 7.).

3.2. Personelle Voraussetzungen

> **Merke:**
> Die Versorgung des Brandverletzten ist Teamwork; jedoch hat die Schwester den engsten Kontakt zum Patienten.

3.2.1. Ärzte

Chirurg: Er besorgt den operativen Teil der Verbrennungsbehandlung.
Anästhesist: Er führt gemeinsam mit dem Chirurgen die Intensivtherapie und Respiratorbehandlung durch.
Internist: Konsiliarius bei Problemen von Herz, Stoffwechsel. Nieren, Hochdruck, Dialyse.
Sonstige Spezialisten je nach Mitverletzung): Augenarzt, HNO-Arzt, Kinderarzt, Neurologe.

3.2.2. Schwestern

Pro Bett 4 speziell geschulte Intensivschwestern, eine entsprechende Zahl von Schichtführerinnen und eine Oberschwester.

3.2.2.1. Qualifikation einer Verbrennungsintensivschwester
- Abitur;
- erfolgreicher Abschluß des Schwesternexamens, 1 Jahr Tätigkeit als Allgemeinschwester, 1 Jahr Intensivschwesterntätigkeit nach Teilnahme an einem Intensivkurs, 6 Monate Tätigkeit auf einer Verbrennungseinheit mit theoretischer und praktischer Anleitung und Abschlußprüfung.

3.2.2.2. Aufgaben einer Verbrennungsintensivschwester
- Bedürfnisse des Patienten erkennen;
- Durchführung aller notwendigen Pflegemaßnahmen;
- Verständnis der pathophysiologischen Zusammenhänge bei der Verbrennungskrankheit;
- Erkennen aller Aspekte der Schockphase und Ausführen des Schockplans;
- Hilfe bei der Verhinderung, beim Erkennen und bei der Beseitigung von Komplikationen;
- Verständnis für die Prinzipien der Wundbehandlung und deren Durchführung;
- Erfahrung in der Durchführung der notwendigen Atmungsmethoden und Überwachungsgeräte;
- Beherrschung der Grundbegriffe der Infektionsabwehr und -kontrolle;
- Verabreichen der Medikamente;
- exakte Führung der Fieber- und Überwachungskurven;
- psychische Unterstützung des Patienten;
- zentrale Kontaktperson zum Patienten und seiner Familie;
- effektive Zusammenarbeit mit allen Teammitgliedern in Form von Bericht und Besprechung;
- Treffen von selbständigen Entscheidungen und Erkennung der Bedeutung der verschiedenen Aufgaben, das Setzen von Prioritäten;
- hohes Verantwortungsgefühl in der Durchführung der Arbeit;

- Teilnahme an der Ausbildung von Schülern;
- eigene Fortbildung in Literatur, Beobachtung, Besprechung, Arbeitstagung.

3.2.3. Medizinisch-technische Assistentin (MTA)

3.2.3.1. Chemisches Labor

24-h- Dienst wie für Intensivstation üblich.

3.2.3.3. Bakteriologisches Labor

Besondere Dringlichkeit, da Infektionsprophylaxe bzw. -therapie das Kardinalproblem der Verbrennungsbehandlung. Möglichst rasche Keimerfassung am Patienten (Blutkultur und Abstrich) in Räumen, Belüftungsanlagen und bei Mitarbeitern ist für den Patienten lebenswichtig.
Die Abstriche müssen jederzeit angesetzt werden können, weil jede Verzögerung für den schutzlosen Patienten akute Lebensgefahr bedeutet.

3.2.3.3. Röntgen

Eigenes Röntgengerät in der Verbrennungseinheit ("unit"), mit dem alle notwendigen Röntgenaufnahmen, z.B. die tägliche Lungenaufnahme gemacht werden können.

3.2.3.4. Hautbank

Sinn:
- Lagerung und Konservierung von vitaler Leichenhaut (Homotransplantat) in ausreichender Menge zur Deckung des kontinuierlichen Bedarfs als temporäre Wundbedeckung.
- Möglichkeit der Lagerung von typisierter Spenderhaut (die immunologischen Eigenschaften dieser Haut sind bestimmt und können „dazu passenden" Empfängern übertragen werden).

Vorteil:
Längere Verweildauer auf dem Empfänger und Minderung der Zahl der Operationen und damit der Gefährdung des Patienten.

> **Merke:**
> Jeder Brandverletzte ist ein Risikopatient und jede Operation ist für ihn lebensgefährlich!

3.2.3.5. Technik der Lagerung im Container

- Ausbreiten der Spenderhaut auf Fettgaze;
- Verpackung in doppeltversiegelter Folie (Polyäthylen + Nylon-Portex);
- Einfüllen in kleine Metallboxen mit Beschriftung (Typ oder Name) (Abb. 3.2.);
- Einfrieren in elektronisch gesteuerter Kammer, die mit flüssigem Stickstoff gefüllt ist. Das Einfrieren erfolgt innerhalb von 50 min auf $-50°C$ und dann rasch auf $-196°C$. So ist die Haltbarkeit unbegrenzt bei erhaltener Vitalität der Transplantate.

3.2.4. Physiotherapeuten

Die Atem- und Bewegungsübungen haben mindestens zweimal täglich zu erfolgen; die Hydrotherapie sollte täglich angewendet werden.

Aufgaben:
- Infektionen vermindern und Heilung beschleunigen durch tägliches Baden zur Vorbereitung der Wunde für die Transplantation;
- Vermeiden und Vermindern von Kontrakturen, Vermehrung der Kraft und vollen Gelenkbeweglichkeit durch aktive und passive Bewegungsübungen, Bewegungsbad, Lagerung, Schienung, isometrisches Muskeltraining (Isotone Bewegungsübungen sind wegen der starren Nekrosenbildung oft nicht mehr möglich);

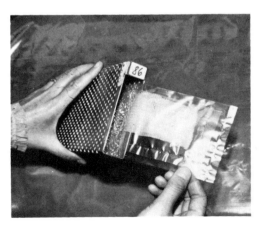

Abb. 3.2. Metallboxen mit doppelt versiegelter Spenderhaut zur Lagerung im Stickstoffcontainer

- Atemübungen, um eine optimale Oxygenierung des Gewebes zu gewährleisten und die bedrohte Lunge vor Entzündungen zu schützen;
- assistierte Beatmung bei kompensierter respiratorischer Insuffizienz und als Atelektaseprophylaxe;
- Atembefeuchtung und O_2-Zufuhr;
- ambulante Weiterführung der Physiotherapie (Rehabilitation).

3.2.5. Beschäftigungstherapeuten

Prinzip: Physische und psychische Rehabilitation durch die Förderung eigener Aktivitäten und damit Stärkung des Selbstvertrauens des Patienten.

Aufgaben:
- Bewegungsübungen zur Vermeidung von Kontrakturen und Fehlstellungen sowie Förderung der Selbständigkeit des Patienten in allen Bereichen des täglichen Lebens;
- Planung, Anwendung und Anfertigung spezieller Lagerungsschienen;
- Training von Bewegungsabläufen, die zur Selbstversorgung und am Arbeitsplatz erforderlich sind;
- Beratung in Fragen einer evtl. notwendigen Umschulung;
- Planung eines häuslichen Übungsprogramms nach der Entlassung.

3.2.6. Sozialarbeiter

Aufgaben:
- Hilfe bei sozialen und psychischen Problemen des lange isolierten Schwerkranken;
- klärende Gespräche mit Patienten und Familie über soziale Schwierigkeiten, Beseitigung von Angst und Frustation des Patienten;
- Herstellung und Kontrolle guter Beziehung zwischen Patient und dem übrigen Verbrennungsteam;
- Korrektur bestimmter Verhaltensformen des Patienten durch ein Einzel- oder Gruppengespräch (Familiengespräch);
- Einrichtung von Patientengruppengesprächen;
- Regelung des Übergangs aus der Klinik nach draußen;
- nachgehende Fürsorge.

3.2.7. Technischer Dienst

Geräteüberwachung und -reparaturen wie Klimaanlage, Monitor, Respiratoren, Sauerstoff- und Druckluftleitungen und der sonstigen Geräte.

3.2.8. Hygieniker oder Hygienebeauftragter

Aufgaben:
- Kontrolle der Kulturen des Patienten und seiner Umgebung;
- Überwachung der Raumhygiene;
- Auswählen oder Einführen neuer Desinfektions- oder Oberflächenbehandlungsmittel und Antibiotika;
- Beratung in der lokalen und systemischen Anwendung der Antibiotika oder sonstiger Chemotherapeutika, Antiseptika, möglicher Impfstoffe, Hautlagerungstechnik; Kenntnis neuer Forschungsergebnisse.

4. Aufnahme und Erstversorgung des Brandverletzten

4.1. Organisation der Aufnahme

Bei Anmeldung über Telefon:
Erfragen des Namens des Patienten, des Alters, der Ausdehnung der Verbrennung, des Unfallzeitpunktes.
Therapeutische Ratschläge für den Transport: sicherer Infusionskatheter, ausreichende Flüssigkeitszufuhr ab 20% VKO, Überwachung der Atmung, Legen eines Urinkatheters.
Erfragen der voraussichtlichen Ankunftszeit des Patienten.

> **Merke:**
> Das Hinauszögern der Schocktherapie, d. h. einer adäquaten Flüssigkeitszufuhr, bedeutet die Entscheidung zwischen Leben und Tod.

Daher:
— Information der Stationsschwester bzw. der leitenden Schwester: Herrichten der Patientenbox und des Patientenbettes, Bereitstellung von Personal für den Aufnahmeraum;
— Information des Schockraumes: Vorbereitung durch zwei Schwestern;
— Information des Stationsarztes: Bereithalten zur Übernahme des Patienten im Aufnahmeraum;
— Information des Anästhesisten: Bereithalten zur Übernahme des Patienten im Aufnahme- bzw. Schockraum;
— Information des Sankafahrers: Transport des Patienten vom Hubschrauber zum Aufnahmeraum;
— Information des Chefs der Abteilung.

4.2. Der Verbrannte im Aufnahmeraum

Funktionen des Aufnahmeraumes:
Der Aufnahmeraum ist eine Funktionsschleuse zwischen dem von draußen kommenden Patienten als Keimträger und der keimarmen Abteilung. Daher hoher Luftumsatz durch Ventilation der Luft von innen nach draußen.
Ort der ersten Notmaßnahmen, der Beseitigung von Kleidung und bedeckenden Verbänden oder wärmenden Decken, d. h. Zurücklassung aller möglichen Keimträger — daher muß die Schleuse warm sein.
Ort der ersten Informationsübermittlung.

Beteiligte Personen:
Stationsarzt, Anästhesist, Stationsschwester, Stationspfleger.

Bekleidung der beteiligten Personen:
Über der üblichen Stationskleidung (OP-Kleidung): Einmalkittel, Mundschutz, Handschuhe. Die Überbekleidung dient dem Schutz des Stationspersonals gegenüber dem Patienten und wird bei Verlassen des Aufnahmeraumes abgelegt.

Maßnahmen im Aufnahmeraum:
— Patient wird vom Sanka durch die ins freie mündende Tür in den Aufnahmeraum gefahren.
— Tür nach draußen so rasch wie möglich schließen: Wärmeverlust, Infektionsgefahr.
— Sanitäter und Angehörige bleiben draußen.
— Kurzes Übergabegespräch zwischen begleitendem Arzt und Stationsarzt.
— Kurzes Gespräch mit dem Patienten zum Hergang und Allgemeinbefinden.
— Überprüfen der vitalen Funktionen.
— Bedeckung und Bekleidung wird entfernt.
— Umlagern des entkleideten Patienten auf eine sterile Trage.
— Fremdtrage, Decken sowie Bekleidung werden nach draußen gegeben.
— Abschätzen der Ausdehnung der Verbrennung, entsprechend Übernahme auf Normalstation, Leichtverbranntenstation oder Schwerverbranntenheinheit ("burn unit").

- Wiegen des entkleideten Patienten. Wichtig, um *Basisgewicht* zu erhalten.
- Bedecken mit steriler Folie (Alufolie).
- Transport in den Schockraum.

> **Merke:**
> Die Überführung in den Schockraum soll so rasch wie möglich geschehen. Der Aufenthalt im Aufnahmeraum dient nur der Übergabe und Verminderung der eingeschleusten Keimzahl an Patienten.

4.3. Der Verbrannte im Schockraum

4.3.1. Einrichtung

Siehe Bände Anästhesie Intensivmedizin, außerdem:
- steriles Wundreinigungsbesteck: Kompressen, Einmalrasierer, Scheren, Pinzetten, große Einmalschalen mit Desinfektionslösung;
- Abstrichröhrchen;
- Dokumentationsbögen.

Grundregel: Einrichtungen des Schockraumes müssen leicht zugänglich und jederzeit einsatzfähig sein, d. h. entnommene Dinge sind sofort zu ersetzen.

4.3.2. Maßnahmen im Schockraum

4.3.2.1. Personen
Stationsarzt, Anästhesist, Anästhesieschwester, 1–2 OP-Schwestern, 1 Pflegeschwester

4.3.2.2. Notmaßnahmen-ABC

- Legen eines sicheren zentralen Wegs zur Infusionstherapie und ZVD-Messung
- RR- und Pulsmessung
- Überwachung der Atmung, evtl. Intubation
- Legen eines Urinkatheters mit Stundenglas und Meßbogen
- Analgesie: 25–50 mg Dolantin + 5–10 mg Valium
- Ausschluß einer primären Atemwegsschädigung durch laryngoskopische Kontrolle des Rachen- und Kehlkopfraumes (s. 6.2.1.2.)
- Blutgasanalyse (Astrup)
- Sofortiger Beginn (oder Fortführung) der Schocktherapie mit Humanalbumin und Vollelektrolytlösung/Ringerlaktat 1 : 1

4.3.2.3. Anamnese

- Unfallhergang
- Unfallzeit
- Sonstige Erkrankungen
- Medikamente

4.3.2.4. Klinische Untersuchung

- Alter?
- Ausdehnung der VKO (nach BERKOW)
- Beurteilung der Tiefe der Verbrennung und Eintragen in den „Verbrennungsmann" (Abb. 4.1.)
- Fahndung nach Begleitverletzungen (z. B. brennender Pkw nach Autounfall)
- Schädelhirntrauma — Bewußtseinslage, Hirnzeichen, Röntgen, neurologische Untersuchung
- Lungenkontusion — Röntgen
- Stumpfes Bauchtrauma — Lavage, Röntgen: Abdomenleeraufnahme im Stehen
- Frakturen — Röntgen

> **Merke:**
> Die Ausdehnung und Tiefe einer Verbrennung kann erst nach Blasenabtragung exakt beurteilt werden.

4.3.2.5. Laboruntersuchungen

Hämoglobin (Hb), Hämatokrit (Hk), Blutgruppe, Kreuzblut (mindestens 6 Konserven), Astrup, Elektrolyte, Kreatinin, Harnstoff, Gesamteiweiß, Glukose, Gerinnungsstatus, Leberstatus.

4.3.2.6. Bakteriologische Abstriche

Entnahmestellen: Nase, Rachen, Verbrennungsflächen, Anus;
die Abstriche müssen vor Desinfektion der Haut abgenommen werden.
Wichtig ist die Wahl eines geeigneten Transportmediums, um die Lebensfähigkeit von Anaerobiern und Aerobiern für mindestens 48 h zu garantieren (z. B. Port-A-Cul).

Der Verbrannte im Schockraum

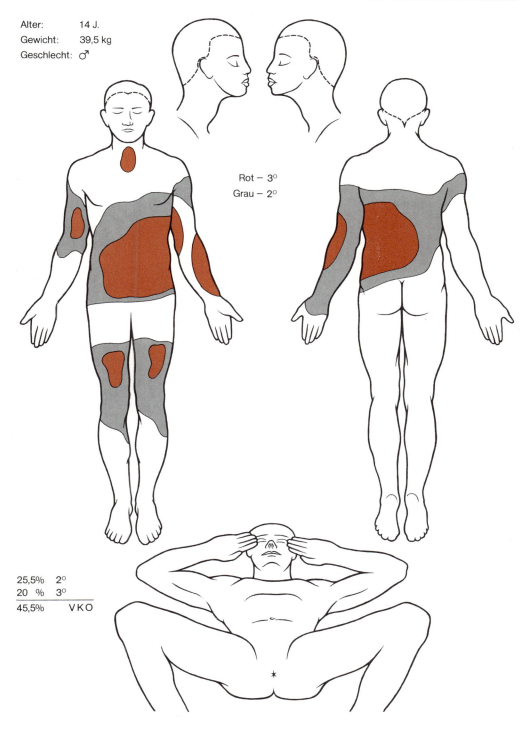

Abb. 4.1. Der „Verbrennungsmann" zur Dokumentation der Tiefe und Ausdehnung zweit- und drittgradiger Verbrennungen am Beispiel eines 14jährigen Jungen mit 45,5% VKO (Schema der B.G. Unfallklinik Ludwigshafen a. Rh.)

Sinn: Bestimmung der eingeschleppten Keime, um rechtzeitig bei angehender Infektion das wirksame Antibiotikum zu kennen und anzuwenden.

> **Merke:**
> Wischabstriche, in trockenem Reagenzglas aufbewahrt und nach 48 h im bakteriologischen Labor auf Nährböden überpflanzt, sind in der Aussage stark eingeschränkt bis falsch, da durch die 48-stündige Trockenlagerung das Erregerspektrum stark verändert ist.
> Die Kenntnis des wahren Erregerspektrums ist für den Schwerverbrannten von vitaler Bedeutung, da er statt der infektabwehrenden Haut riesige Verbrennungsflächen = Erregereintrittspforten hat.

4.3.2.7. Erste Wundbehandlung

Sinn:
— Totes Gewebe entfernen, um Nährböden für Infektion zu beseitigen.
— Lebendes Gewebe retten.

Vorgehen:
— Rasieren des gesamten Körpers einschließlich der Kopfhaare, sofern sie im Bereich oder in der Nähe von Verbrennungsbezirken liegen.

> **Merke:**
> Augenbrauen dürfen niemals rasiert werden, da sie nicht nachwachsen.

— Abwaschen des ganzen Körpers mit einem Desinfektionsmittel (Zephirol, Savlon o. ä.). *Erst jetzt kann die Ausdehnung der Verbrennung exakt und die Tiefe einigermaßen sicher beurteilt werden.*
— Dabei Blaseneröffnung und -abtragung mit Schere und Pinzette; Abziehen bzw. Abwischen aller leicht löslichen Hautfetzen (zweitgradige Verbrennung) (Abb. 4.2.).
— Legen von Entlastungsschnitten an zirkulär drittgradig verbrannten Extremitäten oder Rumpf, da durch Kombination von panzerartiger Haut und Ödem Ischämie der Extremitäten bzw. Atembehinderung auftritt.

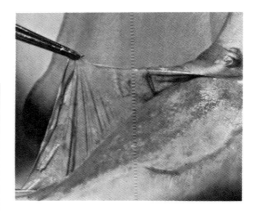

Abb. 4.2. Blaseneröffnung und Abtragung mit Schere und Pinzette

Entlastungsschnitte müssen in Längsrichtung = quer zur Zugrichtung angebracht werden (Abb. 4.3.).

> **Merke:**
> Entlastungsschnitte bis in die Subkutis hinein werden ohne Narkose gelegt: drittgradige Verbrennungsbezirke sind nicht schmerzhaft!

4.3.2.8. Verordnungen

Immer Tetanussimultanimpfung und Digitalisierung. Spezifische Medikamente, evtl. vorbestehenden Erkrankungen entsprechend.

4.3.2.9. Übergabe an die Station

Öffnen einer bislang verplombten, keimfreien Patientenbox.
Herrichten eines Bettes: Ein keimfreies Bett aus der Bettensterilisation wird mit 4–5 Lagen 0,5 cm dicken sterilen Schaumstoffs bedeckt. Die Kreuzbeinregion wird zur Dekubitusprophylaxe ausgeschnitten. Ausbreiten von Branolind und Bestreichen mit Jodsalbe für die aufliegenden verbrannten Stellen. Wo normale Haut aufliegt, wird der Schaumstoff entweder so belassen oder mit sterilen Frottiertüchern bedeckt. Zum Hochlagern der Arme oder Beine werden mit sterilen Papierlaken bedeckte Schaumstoffschienen oder -kissen verwendet. Häufig werden die Arme in sterilen, entsprechend gesteckten Papiertüchern hochgehängt (Abb. 4.4.).

Der Verbrannte im Schockraum

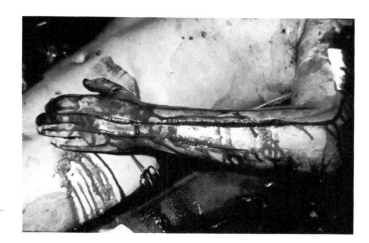

Abb. 4.3. Entlastungsschnitte an einem zirkulär drittgradig verbrannten Arm

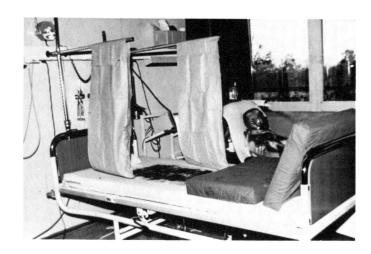

Abb. 4.4. Frisch bereitetes Verbrennungsbett. Matratze aus mehreren Lagen von sterilem Schaumstoff, aufliegende Flächen mit Gittertüll und PVP-Jod-Salbe bestrichen, zum Aufhängen der Arme gesteckte Tücher aus sterilem Zellstoffvlies, zur Lagerung der Beine mit sterilem Zellstoff bespannte Schaumstoffkissen

5. Schockphase der Verbrennung

5.1. Definition

Als Schockphase bezeichnen wir die auf die Verbrennung folgenden 48 h, in denen enorme Flüssigkeitsverluste entstehen: durch Abtropfen von den Verbrennungsflächen und Einlagerung ins Gewebe als Ödem. Der dadurch entstehende Schock ist immer hypovolämisch = Minderdurchblutung des Gewebes mit Sauerstoffmangel.

5.2. Pathophysiologie

Der Körper besteht zu 2/3 aus Wasser und zu 1/3 aus festen Bestandteilen. Dieses Wasser ist in drei „Räume" aufgeteilt: Der Intrazellulärraum umfaßt 70%, der interstitielle Raum 20% und der Intravasalraum = Blutbahn 10% des Wasserbestandes des Körpers. Letztere beiden werden als Extrazellulärraum zusammengefaßt. Diese drei Räume stehen durch Diffusion und Filtration in einem Austausch bzw. Gleichgewicht. Flüssigkeit gelangt über Kapillaren (Intravasalraum) über den interstitiellen Raum in die Zellen (Intrazellulärraum). Die Austauschfläche der Kapillarmembranen bedeckt — ausgebreitet — eine Fläche von 5000 m². Auf dieser Fläche können Wasser und Salze entsprechend dem jeweils bestehenden *osmotischen Gefälle* in beide Richtungen hindurchwandern. Semipermeabel (nur in eine Richtung durchlässig) ist die Kapillarmembran für *Eiweißkörper*. Sie bleiben normalerweise im Intravasalraum.

Eine weitere Rolle spielt der *hydrostatische Druck*: Während der osmotische Druck der Eiweißkörper die Flüssigkeit in der Blutbahn hält, treibt der hydrostatische Druck sie hinaus. Daher tritt bei normalen Verhältnissen am arteriellen Ende der Kapillare Flüssigkeit aus und am venösen Ende (niedriger hydrostatischer Druck) wieder ein.

Außer den Eiweißkörpern finden sich Elektrolyte in allen Flüssigkeitsräumen, jedoch mit unterschiedlicher Konzentration: Kalium (K^+) liegt vor allem im Intrazellulärraum und Natrium (Na^+) im Extrazellulärraum vor. Die Regulation der Flüssigkeit im Intrazellulärraum geschieht aktiv von der Zelle, die Regulation der Flüssigkeit des Extrazellulärraumes erfolgt durch Einschaltung der Hormone von Nieren und Nebennierenrinde = Renin-Angiotensin-Aldosteron-System: durch Natrium- oder Wasserrückresorption der Niere.

Der Intravasalraum bei Krankheit oder Trauma ist der erste Raum, dessen Flüssigkeitsreserven erschöpfen. Die nächste Stufe des Flüssigkeitsverlustes betrifft das Interstitium.

Der am längsten stabile Raum ist der Intrazellulärraum.

> **Kardinalproblem des Verbrennungstraumas:**
> Flüssigkeitsverschiebung = Sequestration.

Nach einem Verbrennungstrauma ändert sich die Flüssigkeitsverteilung in den 3 Räumen. In Abhängigkeit von der *Intensität* und *Dauer* der Verbrennung wird ein bestimmter Hautbezirk geschädigt oder zerstört. Es erfolgt die Sequestration größerer Mengen natriumhaltiger Flüssigkeit in die hitzegeschädigte Körperregion. Bei der *zweitgradigen* Verbrennung entstehen Rötung, Blasenbildung und ein leichtes Ödem. Hier geht die Flüssigkeit vor allem über Blasenbildung an der Hautoberfläche verloren. Bei der *drittgradigen* Verbrennung werden die Subkutis und die dort verlaufenden Kapillaren geschädigt: Die Kapillaren werden vermehrt flüssigkeitsdurchlässig oder thrombosieren. Es entsteht ein Flüssigkeitsstrom aus den Kapillaren in das Interstitium (Abb. 5.1.). Diese Flüssig-

Pathophysiologie

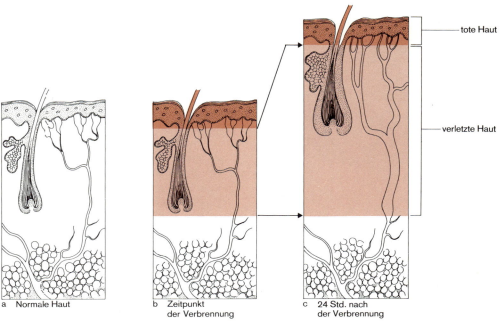

Abb. 5.1. a–c. Ödemausbreitung einer drittgradigen Verbrennung. Durch das sich ausbreitende Ödem nimmt die Zone der verletzten Haut zu; **a** normale Haut, **b** Zeitpunkt der Verbrennung, **c** 24 h nach der Verbrennung

keitsansammlung im Interstitium wird *Ödem* genannt, hier (Abb. 5.2.) als Gesichts- und Halsödem mit begleitendem Glottisödem (Notwendigkeit der Tracheotomie). Bei dieser Flüssigkeit handelt es sich um Anteile des Plasmas (Wasser, Elektrolyte, Eiweißkörper), während die Blutzellen in der Kapillare zurückbleiben. In Abhängigkeit von der Molekulargröße treten die Elektrolyte leichter aus als die Eiweißkörper.

> **Merke:**
> Eiweißkörper können nur aus geschädigten Kapillaren austreten.

Und zwar treten die osmotisch wirksameren *Albumine* leichter aus als die Globuline. Die Albumine beschleunigen durch ihren Sog den Flüssigkeitsstrom aus den Kapillaren in das Interstitium.

Folgen:
Hypovolämischer Schock = Verminderung des zirkulierenden Blutvolumens.

Die Zerstörung der Kapillaren bedeutet Zerstörung der Erythrozyten mit Hämoglobinurie + Anämie → Gefahr für die Niere.

> **Merke:**
> Der hypovolämische Schock des Verbrennungspatienten entsteht nicht so sehr durch *Flüssigkeitsverlust,* sondern vielmehr durch *Flüssigkeitsverschiebung* aus dem Intravasal- und Intrazellulärraum in den interstitiellen Raum (Interstitium).

Zum Ausgleich wird dadurch aus dem nicht geschädigten Interstitium Flüssigkeit in die Blutbahn aufgenommen, um kurz darauf in das Interstitium der Verbrennungsbezirke verlorenzugehen.
Bei drittgradigen Verbrennungen tritt Kalium aus den geschädigten Zellen. Es entsteht eine *Hypokaliämie*. Natrium geht ebenfalls aus der geschädigten Zelle heraus und wird mit dem Flüssigkeitsstrom in das Interstitium ausgespült. So entsteht auch eine *Hyponatriämie*. Temperaturanstieg, Tracheotomie (d. h. verrin-

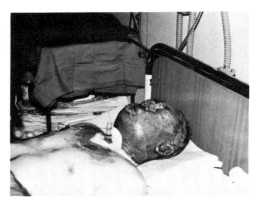

Abb. 5.2. Gesichts- und Halsödem mit begleitendem Glottisödem und prophylaktisch durchgeführter Tracheotomie

gerter Totraum) und Größe der Verbrennungsfläche können den stündlichen Wasserverlust auf 300–500 ml ansteigen lassen. Die Folge der Hypovolämie sind schließlich *Minderdurchblutung von Lunge und Niere* und damit Atem- und Niereninsuffizienz. Bedingt durch Schmerz und Streß kommt es zur *Stimulation des Nebennierenmarks* mit Ausschüttung der Katecholamine (Adrenalin und Noradrenalin) = Hypertonie, Tachykardie und *Vasokonstriktion* = Verschlimmerung des Schocks.

5.2.1. Zusammenfassung

Schockphase:
- Verbrennungsbedingte vermehrte Durchlässigkeit der Kapillaren mit Flüssigkeistverlust über die Verbrennungsflächen und ins Interstitium als Ödem. Das bedeutet Erhöhung der Blutviskosität und damit Verringerung der Mikrozirkulation.
- Eiweißverlust, vor allem Albuminverlust, bewirkt Verringerung des koloidosmotischen Drucks in der Blutbahn = Ödemförderung.
- Anämie durch Verbrennung + Hämolyse mit Hämoglubinurie und Nierenschädigung.
- Natriumverlust an die Oberfläche und ins Ödem = Hyponatriämie.
- Kaliumverlust durch Zellschädigung und vermehrt Ausscheidung → Nebennierenrindenstimulation: Aldosteron → Hypokaliämie.
- Hypovolämische Nieren- und Lungenfunktionsstörung.
- Anfangs geringe, dann extreme Überfunktion der Nebennierenrinde und des Nebennierenmarks (20–30fach der Norm) mit Vasokonstriktion und Verschlimmerung der Minderdurchblutung lebenswichtiger Organe.
- Sekundäre Nieren- und Lungenfunktionsstörung durch Vasokonstriktion, Aggregation der Blutplättchen und Thrombosen → Einschränkung der Mikrozirkulation.
- Durch gleichzeitig hypovolämisch und thrombotisch bedingte Mikrozirkulationsstörungen entsteht Sauerstoffmangel des Gewebes mit metabolischer Acidose durch anaerobe Glykolyse Außerdem droht Verbrauchskoagulopathie mit unstillbarer Blutung.

5.2.2. Erschwerende Faktoren der Schocktherapie

- Eine Abschätzung bzw. Messung der Größe des intravasalen Flüssigkeitsverlustes ist sehr schwierig. Der durch Atmung, Schweiß und Flüssigkeitsverlust an die Oberfläche der Verbrennung verlorengegangene Teil kann durch tägliches Wiegen des Patienten (Bettenwaage) festgestellt werden. Der als Ödem verlorengegangene Anteil kann dagegen durch die Messung der Kreislaufparameter, vor allem des zentralen Venendrucks und der Urinausscheidung, nur angenähert bestimmt werden.
- Die Permeabilitätsstörung der Kapillaren kann bis zu 6 Tagen anhalten. Dadurch ist eine Stabilisierung des Kreislaufs durch eine einmalige Wiederauffüllung nicht möglich, sondern beständiger, möglichst exakt dem Verlust angepaßter Ersatz ist notwendig.
- Möglichkeiten zur Abdichtung der Kapillaren sind unbekannt.

Fazit:

Die Schocktherapie ist ein Balanceakt nach Maßgabe der aktuellen Kreislaufparameter = RR, Puls, ZVD + Urinausscheidung.

5.3. Volumentherapie

5.3.1. Welcher Patient braucht Infusionstherapie?

Nicht jeder Verbrannte braucht eine Infusionstherapie. Bei unter 15% VKO beim Erwachsenen kann abgewartet werden, bei über 15% VKO beim Erwachsenen und über 10% VKO bei Kindern ist unverzüglich eine optimale Schocktherapie zu beginnen.

Ältere Patienten (über 60 Jahre) und Säuglinge bzw. Kleinkinder unter 2 Jahren sind vermehrt schockgefährdet und sollten bei Verbrennungen von mehr als 10% VKO infundiert werden, ebenso Patienten mit vorbestehenden Krankheiten oder fieberhaften Infekten.

> **Merke:**
> Die erste Stunde ist entscheidend!
> Eine Verbrennung von 25% VKO verliert in den ersten 2 h 25% des zirkulierenden Blutvolumens als Plasma. Was in den ersten 12 h an Flüssigkeit zu wenig gegeben wurde, kann später durch vermehrte Zufuhr nicht mehr ausgeglichen werden.

Indikation zur Schocktherapie
— Über 20% VKO: alle Patienten.
— Über 10% VKO: Kinder unter 2 und Erwachsene über 60 Jahren.
— Disponierende Krankheiten wie fieberhafte Infekte, Herz-Kreislauf-Störungen und Lungenfunktionsstörungen.

5.3.2. Art der Infusionsflüssigkeit

Die Art der zuzuführenden Flüssigkeit ist durch die Zusammensetzung der verlorengegangenen Körperflüssigkeit bestimmt: Wasser, Eiweiß (Albumine) und Elektrolyte (vor allem Na^+ und Ka^+). Die Punktion von Verbrennungsblasen ergibt dem Plasma gleiche Elektrolytkonzentration, während der Albumingehalt leicht und der Globulingehalt deutlich erniedrigt sind. Eine dem Serum entsprechende, d.h. blut-isotone Elektrolytlösung ist daher erforderlich, z.B. Ringer-Laktat. Die Zuführung von Plasma oder Humanalbumin ist erst nach Ablauf der ersten 24 h sinnvoll, da in dieser Zeit alles Eiweiß im Interstitium als Ödem verschwindet und einen schädlichen Flüssigkeitssog bewirkt.

5.3.3. Flüssigkeitsmengen

Der Flüssigkeitsbedarf eines schwerverbrannten Patienten hängt von zahlreichen individuellen Faktoren ab:
— Gewicht des Patienten,
— Ausdehnung und Tiefe der Verbrennung,
— Alter und Vorgeschichte.

Um die allgemeine Unsicherheit in der Menge der zuzuführenden Flüssigkeit zu steuern, wurden in der Vergangenheit zahlreiche Formeln genannt, nach denen sich pro Zeiteinheit verschiedene Mengen unterschiedlicher Infusionslösungen errechnen lassen. Die Formeln nach EVANS, BROOKE, MUIR und BARCLAY oder ALLGÖWER sollen aber nur eine *grobe Richtlinie* geben. Sie vernachlässigen die *individuellen Gegebenheiten* einer Schockbehandlung. Zahlreiche Zentren verabreichen in den ersten 24 h ausschließlich Elektrolytlösungen. In neuerer Zeit hat sich der Vorteil einer individuell angepaßten Schocktherapie nach den allgemein gültigen Kreislaufparametern durchgesetzt: ZVD, Puls, RR (Schockindex) und Urinausscheidung.

Eine Formel kann die genauen Bedürfnisse schon deswegen nicht angeben, weil z.B. die Tiefe der Verbrennung und das Alter unberücksichtigt bleiben.

Als *Basisbedarf* können folgende Infusionsmengen gelten:
— In den *ersten 24 h* 3–4 ml Ringer-Laktat × kg KG × % VKO.
— In den *zweiten 24 h* 0,3–0,5 ml × kg KG × % VKO Plasma oder Humanalbumin 5%ig und die Hälfte der Flüssigkeitsmenge der ersten 24 h als Glukose 5%ig.

Die angegebenen Mengen werden durch die aktuellen Kreislaufparameter jederzeit nach oben oder unten korrigiert.
Elektrolyte werden nach Laborwerten = Ausscheidung im Urin und Serumelektrolyte substituiert.
Folgende Mengen können demnach als grobe Richtwerte gegeben werden:

Schockphase der Verbrennung

Erste 24 h.

kg/Kg	20	40	60	% VKO
10	600– 800	1200– 1600	1800– 2400	
20	1200–1600	2400– 3200	3600– 4800	
40	2400–3200	4800– 6400	7200– 9600	= ml Ringer-Laktat
60	3600–4800	7200– 9600	10800–14400	
80	4800–6400	9600–12800	14400–19200	

Zweite 24 h.

1. Die Hälfte der Flüssigkeitsmenge der ersten 24 h als Glukose 5%ig
+
2.

kg/KG	20	40	60	% VKO
10	60–100	120– 200	180– 300	
20	120–200	240– 400	360– 600	
40	240–400	540– 800	720–1200	= ml Plasma oder Humanalbumin 5%ig
60	360–600	720–1200	1080–1800	
80	540–800	960–1600	1440–2400	

5.3.4. Überwachung des Schocks

Die individuelle Schocküberwachung umfaßt Urinausscheidung, Hämatokrit, zentralen Venendruck (ZVD), Puls, RR, Schockindex und Atemfrequenz. Falls möglich, sollten der Pulmonalisdruck und das Blutvolumen gemessen werden. Urinmengen, ZVD, Puls, RR, Schockindex und Atemfrequenz müssen *stündlich,* der Hämatokrit mindestens *vierstündlich* gemessen werden.

5.3.4.1. Kriterien der Überwachung

Urinmenge	Normal: beim Erwachsenen ca. 50 ml/h; 30 ml dürfen nicht unterschritten werden; bei Kindern ab 2 Jahren ca. 25 ml/h; stündliche Urinmessung über Dauerkatheter beim Erwachsenen, bei Kindern über Urinkondom mit Stundenglas und Auffangbeutel zur Bestimmung der 24-h-Menge
ZVD	5–10 cm H_2O normal; soll 15 cm nicht über- und 2 cm nicht unterschreiten
Puls	80–100/min
RR	120–150 mmHg
Schockindex	0,5; soll 1 nicht überschreiten
Atemfrequenz	ca. 18/min (Erwachsener)
Hämokrit	42–48

Achtung Gefahr!
Unruhe, Bewußtseinstrübung, plötzliche Änderung der vitalen Parameter (RR, Puls, ZVD, Atemfrequenz).
Der initiale Flüssigkeitsbedarf ist meist groß, weil der Patient direkt nach dem Unfall und auf dem Transport selten ausreichend Volumen bekommen hat. Zuviel Flüssigkeit bedeutet Lungenödem (Indikator: ZVD + Atemfre-

quenz steigen), vor allem bei primär geschädigter Lunge. Zu wenig Flüssigkeit heißt hypovolämischer Schock.

Die Urinmenge ist ein guter und einfacher Indikator für ausreichende Volumenzufuhr. Voraussetzung: gut liegender, freidurchgängiger Urinkatheter. Bei Hämolyse = Hämoglobinurie soll die Urinausscheidung mindestens 100 ml/h betragen (= Spüleffekt). Der Urin wird gesammelt, sein spezifisches Gewicht gemessen und die Osmolarität bestimmt.

Merke:
Sofort melden!
— Rückgang der Ausscheidung, die nach 2 h trotz Erhöhung der Zufuhr nicht korrigiert werden kann.
— Plötzlicher Atemfrequenzanstieg um 10/min.
— ZVD-Anstieg über 15 cm H_2O.
— Über 2 h anhaltende plötzlich isolierte Puls- oder RR-Veränderung.
— Schockindex über 1,0.

5.3.4.2. Kinder

Bei Kindern ist wegen des geringeren Blutvolumens die Kompensationsmöglichkeit des Kreislaufs geringer. Die Überwachung muß noch exakter erfolgen. Die Gefahr der Überwässerung mit Lungenödem und Rechtsherzversagen ist größer, weil Flüssigkeitszufuhr und Ausscheidung nicht so direkt miteinander korrespondieren wie beim Erwachsenen.

5.3.4.3. Ältere Patienten

Bei Patienten über 60 Jahren bringt vorbestehende Herzinsuffizienz, chronisch obstruktive Bronchitis und generalisierte Gefäßsklerose zusätzliche Risiken. Auch hier muß man mit der Flüssigkeitsgabe eher zurückhaltend sein.

6. Phase der Verbrennungskrankheit

6.1. Definition und Pathophysiologie

Definition:
Als Phase der Verbrennungskrankheit bezeichnen wir die Zeit vom Ende der Schockphase bis zur Abheilung bzw. Abschluß der plastischen Deckung der Verbrennungsflächen. Sie umfaßt:
— Phase der Rückresorption der Ödeme bzw. der Kapillarabdichtung,
— Toxin- bzw. Infektionsphase,
— Reparationsphase.

Pathophysiologie:
Nach Abdichtung der Kapillaren kommt es zum Rückstrom der im Interstitium eingelagerten Flüssigkeit. Dadurch kommt es zu einer vermehrten Kreislaufbelastung mit drohendem Lungenödem, Herzversagen und Störung im Wasser- und im Elektrolythaushalt. Der Plasmaverlust der Schockphase und der Wasserrückstrom führt zum Eiweißmangel, besonders der Albumine. Dieser wird häufig erst sichtbar, nachdem durch die Infusionstherapie bestehende Bluteindickung beseitigt wurde. Das weitere Absinken der Proteine bewirkt ein Absinken des kolloidosmotischen Drucks und damit eine generalisierte Ödemneigung. Eine ausreichende Albuminzufuhr kehrt das osmotische Gefälle von intravasalen zum interstitiellen Raum um und bewirkt einen Sog auf das interstitielle Ödem Richtung Blutbahn. Eine zunehmende Abnahme auch der Globulinfraktion bedeutet Abwehrschwäche des Verbrennungspatienten. Auch durch reichliche Eiweißzufuhr wird der Katabolismus nicht beseitigt. Ursächlich ist der vermehrte Verlust im Wundsekret und der vermehrte Abbau. Die Stickstoffbilanz bleibt negativ. Eine hypoxisch bedingte Störung der Leberfunktion ist ebenfalls beteiligt. Störungen im Kohlenhydratstoffwechsel sind Streß- und Schockfolge. Es kommt zur Hyperglykämie und Glukosurie als Ausdruck einer Zuckerverwertungsstörung. Dabei spielen Hormone der Nebennierenrinde und des Nebennierenmarks eine weitere Rolle. Die Temperatur, der Blutdruck und die Leukozytenzahl steigen an, der Patient klagt über Krankheitsgefühl. Weiter kommt es zur Anämie, deren Ursache die Beseitigung hitzegeschädigter Erythrozyten, deren verkürzte Lebensdauer und eine verlangsamte Neubildung ist. Tachykardie, Hypertonie und Fieber sind Ausdruck der „hypertonen Traumareaktion" als Folge der Katecholaminausschüttung des Nebennierenmarks. Durch die Rückresorption der Ödeme werden Verbrennungstoxine, die zumindest im Tierexperiment nachgewiesen werden konnten, in den Kreislauf eingeschwemmt. Die Folgen sind eine generalisierte Toxinwirkung mit Abwehrschwäche und organischen Funktionsschäden an Lunge, Nieren, Leber, Herz und retikuloendothelialem System.

Die Toxinwirkung wird allgemein als Voraussetzung für das Angehen einer Infektion auf den Verbrennungsflächen und das Entstehen von toxisch-septischen Zustandsbildern angesehen. Der Energieverlust durch Wasserverdunstung, Fieber, negative Stickstoffbilanz beträgt zwischen 4000 und 6000 kcal pro Tag. Der typische sich am 3.–4. Tag an Lunge und Nieren manifestierende Schaden ist nicht Folge einer frühen toxischen Organschädigung, sondern Folge der Minderdurchblutung während der Schockphase, wie sie als Schocklunge und Schockniere in der allgemeinen Pathologie beschrieben wird.
Das heißt:
in der *Lunge:*
Mikro- und Makroatelektasen, Mikrothromben + interstitielles und intraalveoläres Lungenödem mit Ausbildung alveolärer hyaliner Membranen;
an der *Niere:*
ischämische Tubulusschwellung mit Mikrothromben in den Glomeruli;

in der *Leber:*
Nekrosen in den Läppchenzentren und in den Intermediärzonen;
im *Magen-Darm-Trakt:*
vermehrte Ulzerationen im oberen Magen und Duodenum;
im *Gehirn:*
im Frühstadium Ödem, im Spätstadium Ganglionzell- und Achsenzylinderdegeneration mit Gliareaktion.
Auf diese Schäden pfropft sich die toxische Schädigung durch das Verbrennungstoxin auf. Bei diesem Toxin soll es sich um polymerisierte Lipoproteine handeln, die vor allem durch Einwirkung höherer Temperaturen in der Haut entstehen und in größerer Menge resorbiert werden. Jedoch sind die Organschädigungen auch durch die vorausgegangene Hypoxidose des Schocks ausreichend erklärt.
Gerinnungsstörungen treten als vermehrte Gerinnbarkeit, als Schockfolge oder als verminderte Gerinnbarkeit durch Verlust von Gerinnungsfaktoren nach außen oder durch Leberschäden auf.

6.2. Grundregeln der klinischen Überwachung eines Verbrennungspatienten

Aufgaben
Vermeiden
Bemerken } von Komplikationen
Behandeln

6.2.1. Respiratorisches System

Bedeutung:
Respiratorische Störungen = vitale Bedrohung durch zahlreiche pulmonale Risiken, häufig bedingt durch Verlaufskomplikationen.
In der frühen Phase der Verbrennungskrankheiten ist das respiratorische System neben begleitenden Gesichts- und Halsverbrennungen durch die Folgen von Flammen oder Rauchinhalation oder durch Überwässerung bedroht. Diese Überwässerung (= Lungenödem) geschieht entweder durch Zufuhr von zu großen Flüssigkeitsmengen oder direkt durch thermische oder chemische Reizung. Später entstehende respiratorische Probleme sind meist durch die Pneumonie bedingt, die auf dem Boden einer Schocklunge mit großer Häufigkeit auftritt und zusammen mit einer sich entwickelnden Sepsis die häufigste Todesursache darstellt (s. 1.5.).
Um die vielfach bedrohte Lunge vor weiterer Schädigung zu retten, sind zahlreiche prophylaktische Maßnahmen dringend notwendig.

> **Merke:**
> Eine kleine Unterlassung in der Überwachung der Atmung kann beim Verbrennungspatienten tödliche Folgen haben.

6.2.1.1. Atemhilfe = Pneumonieprophylaxe Sepsisprophylaxe

Aufgabe:
Verbesserung der Atmung durch die Anwendung physikalischer Maßnahmen und damit Verbesserung der Lungenventilation und damit Verbesserung der Sauerstoffversorgung des Gewebes.

Bedeutung:
Bei schmerzbedingter oberflächlicher Schonatmung wird nur 1/6 der Lungenkapazität beansprucht.

Folge:
Abnahme der Sauerstoffversorgung, Abnahme der Elastizität, Flüssigkeitsansammlung an der Basis, Verklebung der Lunge, Infekt, Pneumonie.

Techniken

Totraumvergrößerer (Typ Giebelrohr)
= Plastikrohr aus mehreren Segmenten von 100 ml Inhalt, die zu beliebiger Länge zusammengesetzt werden.
Aufgabe:
Durch Vergrößerung des Totraumes wird CO_2 vermehrt geatmet
— zentraler Atemstimulus mit kompensatorischer Steigerung des Atemhubvolumens,
— Atelektasenprophylaxe durch Ausdehnung der minderbelüfteten Lungenbezirke + Hustenreiz.

Anwendung mehrmals täglich zwischen der Atemgymnastik.

Aufsitzen, Abklatschen, Abhustenlassen:
muß stündlich durchgeführt werden.
Aufgabe:
Beseitigung der Sekretverhaltung bei Patienten, die aus Schwäche nicht allein dazu imstande sind oder motiviert werden müssen.

> **Merke:**
> Sekretverhaltung ist die sicherste Voraussetzung für das Angehen einer Pneumonie.

Lagerung
Aufgabe:
Hochlagerung des Oberkörpers bedeutet Entlastung für Atmung und Kreislauf durch Verlangsamung des venösen Rückstroms und damit Rechtsherzentlastung. Gleichzeitige Verbesserung der Atemmechanik durch bessere Zwerchfellatmung und Einsatzmöglichkeit der Atemhilfsmuskeln.

Atemgymnastik
Häufigkeit 2mal tgl., Dauer 10–15 min.
Aufgabe:
Der Patient soll zum Tiefatmen angeregt werden und lernen, seine Atemmuskulatur gezielt einzusetzen, um Fehlatmung zu vermeiden = Optimierung und Ökonomisierung der Atmung.
Technik:
Mit aktiven und passiven Maßnahmen am Thorax und an den Extremitäten wird eine Vertiefung der Atmung bewirkt und die Schleimsekretion gelöst. Hierbei müssen verbrannte Bezirke weitgehend geschont werden (Druck und Vibration am Brustkorb, Arme zur Seite führen und heranziehen, gegen Widerstand atmen).

6.2.1.2. Atemtherapie

Aufgabe:
Verbesserung der Ventilation = Sauerstoffbeladung des Blutes bei nicht kompensierter Ateminsuffizienz, d.h. wenn die Anwendung der physikalischen Atemhilfe nicht mehr ausreicht.

Möglichkeiten:
O_2-Sonde:
Bei verminderter O_2-Spannung im Blut (Blutgasanalyse) nicht mehr als unbedingt nötig, da hoher PO_2 zu Atemdepression und Entstehung von Atelektasen führt.

> **Merke:**
> Die Ansicht, viel Sauerstoff wirkt viel, ist falsch. Vielmehr gilt: zuviel O_2 ist nicht nur unnötig sondern schädlich.

Daher muß die genaue Dosierung in ml/min erfolgen. Der Sauerstoff muß angefeuchtet werden, da er sonst zur Austrocknung der oberen Atemwege, zu Membranbildung, Superinfektion, Schädigung des Flimmerepithels der Trachea und zur Pneumonie führt.

Endotracheale Absaugung:
Ziel:
Nach Mißlingen physikalischer Maßnahmen werden die Atemwege von verhaltenem Sekret befreit und damit Atelektasen beseitigt.
Technik:
Ausführender = Stationsarzt oder Anästhesist; als Prämedikation Atropin 0,5 mg zur Ausschaltung von Vagusreflexen. Schleimhautanästhesie des Rachens und Kehlkopfs mit Xylocainspray; sterile Handschuhe; Einstellen des Kehlkopfs mit dem Laryngoskop und Absaugen der Trachea und Stammbronchien mit sterilem Einmalkatheter.

Luftbefeuchter:
Aufgabe:
Feuchthalten der Atemwege, da durch O_2-Gabe und Atmung bei schlechtem AZ, trockener Luft in der Patientenbox, Ausschaltung der Nasenatmung durch Intubation oder Tracheotomie ausreichende Befeuchtung nicht gegeben ist. Normalerweise schafft die Nasen- und obere Atemwegschleimhaut bei 37° C Körpertemperatur eine 100%ige Luftfeuchtigkeit. Dampfkessel + feuchte Kompressen sind unzureichend, daher Kaltvernebler.

Medikamente:
Sekretolytika, Broncholytika und Detergenzien:

optimal als Ärosole im Kaltvernebler (Ultraschallvernebler) oder parenteral.
- Sekretolytika (z. B. Ozothin, Bisolvon): setzen durch Spaltung von Mocopolysacchariden die Viskosität des Bronchialschleims herab.
- Broncholytika (z. B. Perphyllon, Alupent): öffnen die Peripherie des Bronchialbaums für die anderen Medikamente oder für die Expektoration.
- Detergenzien (z. B. Tacholiquin): vermindern die Oberflächenspannung in den Alveolen.

Assistortherapie:
- intermitierende positive Druckbeatmung = IPPB (intermittent positive pressure breathing).

Aufgabe:
optimale Alveolenventilation, Beseitigung von Atelektasen ohne Intubation und maschinelle Beatmung, Beseitigung von Hypoxämien, die mit physikalischen Maßnahmen und O_2-Insufflationen nicht zu korrigieren sind.
Funktion:
Aktive maschinelle Inspiration — spontane Expiration; den spontanen Einatmungsimpuls triggert das Gerät.

Respiratortherapie:
Aufgabe:
Beseitigung der manifesten Ateminsuffizienz mit Hypoxie, Hyperkapnie und Tachypnoe.
Technik:
nasotracheale Intubation — häufig ungeeignet, da die Blockmanschette in der oft primär geschädigten Trachea zum Dekubitus führt; daher mindestens Bluelinetubus mit Niederdruckmanschette oder besser Tracheotomie.

> **Merke:**
> Besser rechtzeitig intubieren als nottracheotomieren! Ein Larynxödem kann sehr rasch auftreten.

Besonderheiten bei Verdacht auf primäre Atemwegsschädigung
Hinweise für Gefährdung:
- Verbrennung in geschlossenen Räumen, im Auto oder nach Explosion,
- versengte Haare in der Nasenöffnung,
- schwarze Schleimkrusten oder Rußpartikel in den oberen Atemwegen,
- drittgradige Verbrennungen im Gesicht, Brust oder Nacken,
- Abhusten von schwarzem oder blutigem Schleim,
- Atemfrequenz über 25 oder unter 10/min,
- unregelmäßige Atmung.

Maßnahmen:
- Patient in Sitzhaltung lagern,
- Bereitstellung von Befeuchtern,
- Absaugen,
- Intubations- und Tracheotomiebesteck bereithalten (Bluelinetubus bzw. tiefe Tracheotomie),
- Patient zum Abhusten und Tiefatmen auffordern,
- Vorbereitung für evtl. notwendige Thoraxentlastungsschnitte (Escharotomie), (s. 4.3.2.7.)
- Blutgasanalyse.

6.2.1.3. Komplikationen

Lungenödem
Ursachen:
- Inhalation von chemischen Reizstoffen (Rauch, Gase);
- Überwässerung vor allem in der Rückresorptionsphase;
- Herzversagen: toxisch, septisch oder infarktbedingt.

Symptome:
- Dyspnoe = plötzlicher Anstieg der Atemfrequenz, die bei Flachlagerung zunimmt;
- lautes hörbares Brodeln und Kochen über beiden Lungen;
- schaumig blutiges Sputum;
- Unruhe und Angstgefühle;
- kalte, feuchte Haut;
- Akrozyanose;
- gestaute Halsvenen (Einflußstauung);
- hoher ZVD;
- Tachykardie;
- Rö.-Lunge: Stauungszeichen, Pleuraerguß;
- EKG: P-pulmonale;
- Blutgasanalyse: PO_2-Abfall.

Therapie (Sofort! Notfall!):
- Aufrichten;

- O$_2$-Zufuhr, falls nicht ausreichend: Intubation und Überdruckbeatmung;
- Legen eines zentralen Weges; Vorsicht beim Zuführen von weiterem Volumen → Verschlimmerung;
- Digitalis, falls bislang gegeben, sonst Strophantin i. v.;
- Diuretikum (z. B. Lasix i. v.);
- Broncholytikum (z. B. Euphyllin).

Falls kein Erfolg, zusätzlich Aderlaß von 250–500 ml, als Notmaßnahme oft sehr wirksam.

Strangulierende Nekrosen

Vorkommen vor allem am Hals und Thorax, verursachen eine mechanische Atembehinderung, indem sie die Atemexkursionen des Thorax fesseln.
Therapie:
Escharotomie, d. h. Längsspaltung der Nekrosen bis in die Subkutis hinein.

Pneumonie

Ursachen:
Primäre Lungenverbrennungen oder chemische Reizung, Aspiration, Sekretverhaltung, mangelnde Absaugung, mangelnde Pflege des Tracheostomas, metastatische Pneumonie bei Sepsis, primäre Pneumonie bei Abwehrschwäche.
Therapie:
Prophylaxe durch regelmäßiges Abhustenlassen, Lagerung, Tiefatmenlassen, Wärmezufuhr, Einhalten einer strengen Asepsis, Befeuchtung der Atemwege, Antibiotika, O$_2$-Zufuhr, Ärosolinhalation (Broncho- und Sekretolytika), Schmerz- und Beruhigungsmittel, Ruhe, Nahrung, Pflege.
Bei Verschlimmerung (drohende Sepsis): 1 g Solu Decortin-H.

Pneumothorax

Pneumothorax = Lungenkollaps durch Lufteintritt in den Pleuraspalt, durch die Eigenschaft der Lunge bedingt, sich durch ihre Eigenelastizität zusammenzuziehen.
Spannungspneumothorax = Öffnung zwischen Außenwelt und Pleuraspalt mit Ventilfunktion, wobei Luft während der Inspiration eindringt, die bei der Expiration nicht mehr entweichen kann. Bei jedem Atemzug dringt mehr Luft in die Pleurahöhle ein und komprimiert allmählich das benachbarte intakte Lungengewebe mit Verziehung des Mediastinums.
Ursachen:
- spontan (unbekannt),
- geplatzte Emphysemblase, vor allem in der Nachbarschaft von Atelektasen,
- traumatisch durch Thoraxverletzungen (Rippenserienfrakturen),
- artifiziell beim Legen eines Subklaviakatheters.

Therapie:
Beim sog. Mantelpneumothorax (gleich kleiner wandständiger, sichelförmiger Pneumothorax ohne respiratorische Beeinträchtigung) keine Therapie; er resorbiert sich von selbst.
Bei ausgedehntem Pneumothorax oder Spannungspneumothorax: Absaugen der Luft, evtl. durch Anlegen einer Saugdrainage.

Atelektasen

Definition:
Kollaps von Lungenabschnitten infolge mechanischen Verschlusses eines Bronchus oder Bronchiolus.
Ursache:
Liegenbleibendes Sekret oder entzündliches Exsudat wegen schmerzbedingtem Unterlassen des Abhustens bei Thoraxverbrennung, fehlendem Hustenreiz oder zu starker Sedierung. Dadurch nicht ausreichende Lungenventilation oder Beatmung. Ödemverschluß.
Folge:
Rechts-Links-Shunt, d. h. venöses Blut fließt durch die Lunge, ohne mit Sauerstoff aufgesättigt zu werden.
Therapie:
- Auffordern zum Husten und Tiefatmen,
- Abklatschen, Abklopfen, Einreiben,
- Gabe von Analgetika,
- Absaugen, falls erforderlich bronchoskopisch (Abb. 6.1.),
- alle 2 h umlagern,
- Assistorbeatmung (mit Mukolytikum).

Respiratorische Azidose und Alkalose

Respiratorische Azidose = Übersäuerung durch hohen PCO$_2$, kann entstehen durch ungenügende Belüftung der Lunge (mechanisches Hindernis, Pneumothorax, Atelektase).

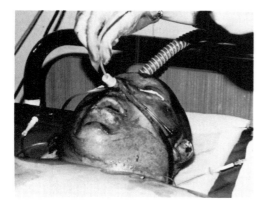

Abb. 6.1. Steriles Absaugen eines nasotrachealen Tubus

Therapie:
Beatmung mit Respirator.

Respiratorische Alkalose = Basenüberschuß durch vermehrtes Abatmen von CO_2.
Ursachen:
Schmerz, Aufregung, Angst.
Therapie:
Sedieren, Analgesieren.

6.2.1.4. Kontrollen

Dauernd:
- Atemfrequenz,
- Atemtiefe,
- Gesichtsfarbe (Lippen, Schleimhäute),
- Respiratorkontrolle bei Beatmung;

stündlich:
- Auskultation der Lunge,
- abhusten lassen oder Absaugen (bei Intubation oder Tracheostoma halbstündlich),
- Umlagern oder Aufsetzen des Patienten,
- Kontrolle der O_2-Sonde,
- Pulmonalisdruck messen;

täglich:
- Rö. Thorax bei beatmeten Patienten 2mal tgl. (bei Respiratorbehandlung oder Komplikationen häufiger),
- Nasen-, Rachen- und Trachealabstriche 2mal wöchentlich.

Pflege des Tracheostomas und des Endotrachealtubus, Kontrolle des Respirators siehe „Anästhesie, Intensivmedizin" Bd. Weiterbildung II.

6.2.2. Herz-Kreislauf-System

Das Herz- und Kreislauf-System ist in jeder Phase der Verbrennungskrankheit erheblich belastet. Das beweist schon die Tatsache, daß das Herzversagen die dritthäufigste Todesursache der schweren Verbrennung ist. Eine akut bedrohliche Situation ist das Kammerflimmern nach elektrischer Verbrennung, das ein sofortiges Eingreifen erforderlich macht. Eine kontinuierliche Überwachung ist die wesentliche Voraussetzung einer rechtzeitigen Erkennung und Behandlung von Herz-Kreislauf-Komplikationen.

6.2.2.1. Komplikationen des Herz-Kreislauf-Systems

Herz:
- Linksherzversagen,
- Myokarditis,
- Arrhythmie,
- Infarkt.

Kreislauf:
- Schock hypovolämisch,
  kardiogen,
  septisch;
- Hypertonie,
- Thromboembolie.

Herzinsuffizienz, Herzversagen
Definition:
Unfähigkeit des Herzens, die zur metabolischen Versorgung des Organismus notwendige Blutmenge pro Zeiteinheit zu pumpen. Beginn akut oder schleichend, fast immer primäres Versagen des linken Herzens; das Rechtsherzversagen entsteht sekundär.
Ursachen:
- hypervolämisch, d. h. vermehrtes Herzzeitvolumen durch große Infusionsmengen bei vorbestehendem Herzschaden, besonders in der Phase der Rückresorption der Ödeme;
- metabolisch (Hypokaliämie);
- hypoxisch (Anämie mit Infarktgefahr);
- septisch (Pneumonie, Sepsis, Myokarditis).

Symptome:
Die Linksinsuffizienz macht sich an der Lunge bemerkbar durch Rückstau des Blutes mit Tachypnoe (schnelle flache Atmung mit Husten), Tachykardie, Anstieg des Pulmonalisdrucks, Lungenödem mit hörbarem Rasseln, PO_2-Abfall, PCO_2-Anstieg, respiratorische Acidose, ZVD-Anstieg (tritt erst sekundär beim Rechtsherzversagen auf).
Therapie:
Flüssigkeit vermindern, Diuretika, Aderlaß, O_2-Gabe, Digitalis.

Toxische Myokarditis
Bedingt durch das Verbrennungstoxin oder Bakterienendotoxine, die zu einer Herzmuskelschwäche mit Herzerweiterung führen, indem sie die Muskelzellen direkt schädigen.

Arrhythmie
Bradykarde Arrhythmie: direkte hämodynamische Auswirkungen, sofortige Behandlungsbedürftigkeit.
Tachykarde Arrhythmie: unökonomisch bis gefährlich, je nach Frequenz.
Kammertachykardie: unökonomisch.
Kammerflimmern: höchste Lebensgefahr.

> **Merke:**
> Plötzlich auftretende Arrhythmien sind immer ein Zeichen eines schlechten Allgemeinzustandes.

Ursachen:
— hypoxisch (hypovolämisch, kardiogen),
— metabolisch (Hypokaliämie, Hypoglykämie),
— digitalisbedingt,
— vorbestehende Schäden (alter Infarkt).

Koronarinsuffizienz, Myokardinfarkt
Definition:
Herzmuskelminderdurchblutung unterschiedlicher Dauer und Ausdehnung mit entsprechender Erholung = Koronarinsuffizienz oder Herzmuskelnekrose = Myokardinfarkt.
Ursache:
Verminderter Sauerstoffgehalt des Blutes, Anämie, Hypovolämie, Tachykardie, Manifestation eines Vorschadens, d. h. vorbestehende Koronarverengung (Angina pectoris).

Folge:
Arrhythmien, akutes Linksversagen, Exitus.

Wann muß man an einen Infarkt denken?
— Heftiger Thoraxdauerschmerz, evtl. in den linken Arm ziehend,
— unklare Oberbauchschmerzen,
— Schweißausbruch,
— kalte feuchte Haut,
— Schock,
— Dyspnoe,
— Bradykardie (unter 60/min),
— Tachykardie (über 100/min).
— Arrhythmie (oft als Galopprhythmus),
— Einflußstauung,
— Herzverbreiterung,
— Rasselgeräusche in der Lunge,
— Herzgeräusche (Reibegeräusche),
— kleiner oder nicht fühlbarer Puls.

Schock:
— hypovolämisch (s. 4.3.),
— kardiogen (s. oben),
— septisch (s. 7.2.).

Hypertonie (beim Verbrennungspatienten im allgemeinen unwichtig, da selten)
— primär: endogen,
— sekundär meist neurogen oder psychogen-hormonal,
— psychogen: streßbedingt,
— hormonal: Ausschüttung von Nebennierenhormonen (Katecholamine, Glukokortikoide).
Therapie:
primär: Antihypertensiva,
sekundär: Sedative (Ganglienblocker).

Thromboembolie (s. 6.2.4.)
Definition:
Blutgerinnsel, das vom Ort seiner Entstehung in ein anderes Gefäßgebiet wandert und dort einen Verschluß oder eine Einengung des Blutstroms bewirkt. Die Entstehung dieses Gerinnsels kann bedingt sein durch Trauma, Entzündung, Strömungsverlangsamung (Stase), vermehrte Gerinnbarkeit (Hyperkoagulabilität).

6.2.2.2. Kontrollen

Das zentrale Funktionssystem Herz-Kreislauf versorgt alle Teile des Körpers. Seine Störungen

können sich somit überall am Körper bemerkbar machen. Daher ist die Beobachtung des Allgemeinbefindens eines Patienten ein wichtiger Parameter für die Funktion des Herz-Kreislauf-Systems.
EKG und Puls: dauernd,
RR und ZVD: stündlich.
Der *RR* kontrolliert vor allem das Hochdrucksystem (linke Herzkammer + Arteriolen = 15% des Blutvolumens).
Der *ZVD* ist ein Maßstab für das Verhältnis Pumpenergie (vor allem des rechten Herzens) zur Größe des im Niederdrucksystem (Kapillaren, Venen bis linke Herzkammer) befindlichen Blutvolumens = 85% des zirkulierenden Volumens.
Beeinflussende Faktoren:
Widerstandserhöhung in der Lunge = Ödem, Schocklunge, Respiratordruck; Medikamente = Kreislaufmittel, Alphablocker, Analgetika.

Merke:
Beim beatmeten Patienten erhöht sich der ZVD um ca. 5 cm H_2O, d. h. zur Bestimmung des wahren Wertes entweder Respirator kurz abstellen oder vom gemessenen Wert 5 abziehen.

ZVD erhöht = Herzleistung klein + Volumen normal oder Herzleistung normal + Volumen groß.
ZVD erniedrigt = Herzleistung normal + Volumen klein
ZVD normal = 3–6 cm H_2O

Wichtig beim Messen des ZVD
— Patienten flach lagern,
— Meßskala auf 0-Punkt einstellen = 2/5 des sagittalen Durchmessers unter Sternummitte oder 3/5 über Auflagepunkt des Thorax,
— Lage der Katheterspitze in der oberen Hohlvene durch Kontrastmitteldarstellung kontrollieren,
— keine Abknickung der Meßschläuche,
— Manometer mit Aquadestlösung füllen, da sonst Verklebungen,
— keine Infusionslösung zum Messen verwenden, da im Manometer stehende Infusionslösung guter Nährboden für Keime;

— nach Öffnung des Ventils zum Katheter muß der Meßspiegel entsprechend den Atemexkursionen auf- und abtanzen: Mittelwert notieren;
— Manometer muß an der Spitze einen Luftfilter tragen (geschlossenes System),
— aseptische Technik bei der Handhabung der Ansatzstücke beachten = direkter Weg zum Kreislauf.

6.2.3. Niere und ableitende Harnwege

Aufgabe:
Die gesunde Niere ist die Elektrolytkontrollstation, die für die Konstanz der Körperflüssigkeit in Menge, Zusammensetzung und pH sorgt. Sie kontrolliert den Salzgehalt, den Stickstoffgehalt und scheidet toxische Substanzen aus. Die Niere ist am meisten gestreßt, wenn sie aus dem Blut mit wenig Urin viel harnpflichtige Substanzen ausscheiden muß, z. B. in der Hypovolämie.

Komplikationen:
Die schwerste Komplikation an der Niere entsteht in der Phase der Verbrennungskrankheit im Sichtbarwerden von therapeutischen Versäumnissen der Schockphase = Hypovolämie mit Vasokonstriktion + Stase → Schockniere → Nierenversagen.

Merke:
Bei der Schockniere hat nicht die Niere, sondern der Therapeut versagt!

6.2.3.1. Zystitis

Die Blasenentzündung ist die häufigste und therapeutisch einfachste Komplikation.
Ursachen:
— aufsteigende Infektion durch langliegende Katheter,
— verminderter Harnfluss durch Harnretention, atonische Blase oder Oligurie,
— allgemeiner Infekt.
Prophylaxe:
— Katheterpflege, besser suprapubischer Katheter
— regelmäßiges Wasserlassen in ausreichender Menge beachten,
— ausreichende Flüssigkeitszufuhr beachten.

> **Merke:**
> Beim Katheter geschlossenes System beachten, da der Katheter eine natürliche Infektbarriere durchbricht.

Therapie:
Möglichst rasche Katheterentfernung, Blasenspülung, Chemotherapie.

6.2.3.2. Pyelonephritis

Ursachen:
- aufsteigender Infekt (Katheter, Blase),
- allgemeiner Infekt (Blut),
- Keime: meist gramnegativ (Enterokokken, Proteus, Pyoceaneus).

Therapie:
Antibiotikum nach Erreger- und Resistenzbestimmung, Flüssigkeitszufuhr erhöhen.
Therapiedauer: mindestens 14 Tage unter bakteriologischer Urinkontrolle.

6.2.3.3. Renaler Hypertonus

Bedingt durch hypertone Streßreaktion (Katecholamine), kommt es zur Vasokonstriktion mit Nierendurchblutungsstörungen und Ausschüttung von Hormonen (Renin — Angiotensin — Aldosteron) und damit Ausbildung eines Hochdrucks.
Therapie:
Alphablocker als Blutdrucksenker (z. B. Regitin, Hydergin).

6.2.3.4. Nierenversagen

Ursachen:
- prärenal, d. h. die Störung liegt auf den zur Niere hinführenden Organen, z. B. hypovolämisch durch septischen Schock, Flüssigkeitsmangel, Salzmangel, Herzversagen;
- intrarenal, d. h. in der Niere gelegen = Tubulusnekrose durch Schockfolge, Hämolyse, metabolisch, septisch toxisch, allergische Reaktion;
- postrenal, d. h. in den ableitenden, von der Niere wegführenden Organen gelegen = Harnabflußstörung durch Steinverschluß, retroperitoneales Hämatom, Katheterverschluß.

Therapie:
prärenal:
Flüssigkeits- und Elektrolyzufuhr, evtl. Osmodiurese mit Mannit (Osmofundin) oder Diuretika (z. B. Lasix);
intrarenal:
Vermeiden von Herzversagen, Lungenödem, Acidose, Hyperkaliämie, Hypernatriämie, Vermeiden von Überwässerung, Überdigitalisierung, Überdosierung von nephrotoxischen Antibiotika (z. B. Aminoglykoside), Bremsen der Eiweißzufuhr mit Stimulation der Diurese (hochdosiert Lasix, z. B 250 mg 2 mal tgl) oder bei Nierenversagen Hämodialyse;
postrenal:
Ursachen beseitigen.

6.2.3.5. Hämoglobinurie

Auftreten im Gefolge ausgedehnter drittgradiger Verbrennungen mit Hämolyse, vor allem bei elektrischen Unfällen.
Symptom:
dunkelbrauner Urin.
Therapie:
Reichlich Flüssigkeit zuführen.
Kontrolle:
stündlich:
Bei allen Schwerverbrannten und Nierenkomplikationen, Urinmenge im Stundenglas messen und in Meßbeutel entleeren, im Verlaufsbogen eintragen, Katheterfunktion überprüfen, Urinfarbe beachten (braun = Hämoglobin, rot = Blut, Trübung = Eiweiß oder Sediment);
täglich:
Sediment, Clearance, Elektrolyte im Urin, Elektrolyte und harnpflichtige Substanzen im Serum, 24-h-Urin.

Urinkatheterpflege:
- strenge Asepsis beim Legen eines Katheters (wenn möglich Einmalset),
- geschlossenes Auffangsystem, das täglich gewechselt wird, bestehend aus Stundenglas und Urinmeßbeutel,
- Katheter regelmäßig abklemmen und in 2–4stündlichem Abstand öffnen = Blasentraining,
- nicht eher schließen, bis Blase ganz entleert ist,

- Harnröhrenöffnung mehrmals täglich mit Seife säubern und spülen und mit antibakterieller Salbe abdecken (z. B. Betaisodona),
- Katheter täglich mit milder Desinfektionslösung spülen,
- Katheter 2mal wöchentlich wechseln,
- beim Entleeren des Urinbeutels oder Aufstehenlassen des Patienten Katheter mit sterilem Stopfen verschließen.
- *besser:* sofort suprapubischen Katheter legen.

Merke:
Die exakte Messung der Urinausscheidung ist der Schlüssel zur effektiven Flüssigkeitstherapie und damit gutem Allgemeinzustand des Patienten, da viele vitale Störungen die Ausscheidung beeinflussen (Hypovolämie → prärenales Nierenversagen, Hypovolämie + Hämolyse → intrarenales Nierenversagen).

6.2.4. Blut

Zwei wichtige Komplikationsformen betreffen das rote Blutsystem des Verbrennungspatienten: die immer zu beobachtende Anämie und die seltener auftretende Koagulopathie und Thromboembolie.

6.2.4.1. Anämie

Ursachen:
- Hämolyse durch ausgedehnte drittgradige Verbrennungen,
- Hämolyse durch elektrische Verbrennung,
- geringe Lebensdauer vorgeschädigter Erythrozyten (Vitamin-B-12-Mangel, direkte Schädigung, Verbrennungstoxin),
- Eisenmangel,
- vermehrter Blutverlust durch operatives Debridement oder Hautwechsel,
- septische Anämie,
- Knochenmarkdepression durch Medikamente oder Toxine,
- Verbrauchskoagulopathie.

Therapie:
- Blutkonserven, möglichst Frischblut, da Erythrozyten von längerer Lebensdauer und reich an Gerinnungsfaktoren.

- Infektion beseitigen.
- Gerinnungsstörung beseitigen.

6.2.4.2. Gerinnungsstörung

Ursachen:
- Thrombozytenverbrauch im Verbrennungsbereich,
- Thrombopenie (= Faktor-III-Mangel durch verlangsamte Neubildung durch toxisch-septische Knochenmarkdepression),
- septisch-toxische Leberfunktionsstörung als Verbrennungsfolge mit Fehlen von Gerinnungsfaktoren (Faktor I, II, V, VII, IX, X),
- Vitamin-K-Mangel durch verminderte Aufnahme aus dem Darm → Prothrombinmangel,
- intravasale Umsatzsteigerung von Thrombozyten und Gerinnungsfaktoren = Verbrauchskoagulopathie, z. B. als Schockfolge.

Symptome:
- Blutiger Urin,
- Blutiger Stuhl,
- Blutiges Erbrechen,
- Nasenbluten,
- Flächige Blutung aus den Nekrosen oder Wundflächen.

Diagnose:
Kontrolle der Gerinnungsfaktoren
1. TPZ = Thromboplastinzeit = Quick-Wert
2. PTT = partielle Thromboplastinzeit
3. Thrombozyten

Diese drei Tests umfassen die gesamte Skala der Gerinnungsfaktoren.

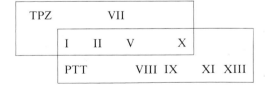

Testumfang von TPZ und PTT

Therapie:
- Frischplasma oder Frischblut: alle Faktoren, allerdings wenig Faktor VIII und V, da labil;
- Thrombozytenkonzentrat: in seiner Wirksamkeit eingeschränkt, da Thrombozyten sehr kurzlebig;

- PPSB = „Konyne" = tiefgefrorenes gerinnungsaktives Frischplasma;
- Prothrombinkonzentrat (Behring) = Faktoren II, VII, IX, X;
- antihämophiles Globulin = Faktor VIII.

Der vermehrte Verbrauch von Gerinnungsfaktoren ist in den ersten 6 Tagen einer schweren Verbrennung „normal".

Merke:
Ein Thrombozytensturz auf unter 50% der Norm ist ein prognostisch schlechtes Zeichen.

6.2.4.3. Thromboembolie

Definition:
In den tiefen Venen, vor allem der Oberschenkel- und Beckenregion, entstehen Thrombosen, die bei Erstmobilisierung (Aufstehen, Pressen, Husten und Stuhlgang) zu einer Lungenembolie führen.

Ursachen:
Lange Bettruhe, verbrennungsbedingte direkte Venenwandschäden, zirkuläre schnürende Nekrosen der unteren Extremitäten, schnürende Verbandanordnung oder Extremitätenödem, septische Thrombosen.

Prophylaxe:
- Frühmobilisation,
- aktive Beinübungen — mindestens isometrisch — Bettfahrrad,
- Vermeiden von schnürenden Verbänden,
- Hochstellen des Bettfußendes,
- Beine wickeln,
- medikamentöse Prophylaxe mit low-dosis-Heparin (2–3 mal 5000 E) oder Dextraninfusion (tgl. 500 ml Makrodex)

Therapie:
Antikoagulation, Lyse, Schienenlagerung, strenge Bettruhe. Bei oberflächlicher Thrombophlebitis: antiphlogistische Salben, elastische Binde und Frühmobilisation.

Merke:
Sorgfältig nach Zeichen einer Thrombose oder Lungenembolie fahnden, da in über 50% unerkannt.

6.2.5. Nervensystem

6.2.5.1. Störungen des ZNS

Das Leitsymptom der Störungen des zentralen Nervensystems (ZNS) ist die Bewußtseinslage. In jeder Phase der Verbrennungskrankheit kann es zu Störungen des Bewußtseins kommen, d. h. der Wachheitszustand des Patienten verändert sich, der Patient trübt ein.

Ursachen:
- medikamentös durch hohe Dosen von Sedativa oder Analgetika;
- Hirnödem: toxisch, traumatisch, therapeutisch durch Überwässerung;
- stoffwechselbedingt: hyperosmolar, diabetisch (Ketoacidose) urämisch, hepatisch, hypoxisch.

Stadien:

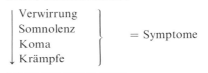

Exitus

Merke:
Beim verwirrten Patienten ist sein Verhalten ein Krankheitssymptom und nicht ein Zeichen schlechten Benehmens!

Der Verwirrte braucht mehr Hilfe, Aufklärung und Geduld. Pflege des komatösen Patienten bedeutet vermehrte Wachsamkeit, da der Patient seine Bedürfnisse nicht meldet.

Therapie:
- Ursachen finden und beseitigen,
- Vitalfunktionen überwachen (bei zunehmender Eintrübung Intubation, evtl. Beatmung),
- Vorsicht bei oraler Ernährung, bei zunehmender Eintrübung Ernährung parenteral,
- passive krankengymnastische Übungsbehandlung,
- Dekubitusprophylaxe,
- Stoffwechselstörungen beseitigen,
- Hygienemaßnahmen,
- Fiebersenkung (zentrales Fieber).

Vorsicht *in der Unterhaltung!*
Ein komatös erscheinender Patient versteht oft das gesprochene Wort, ohne daß er es zu erkennen geben kann.

6.2.5.2. Periphere Nervenstörungen

Ursachen:
- thermische Schädigung,
- Druckschädigung,
- Infektion,
- Stoffwechselstörungen,
- toxisch-septisch.

Symptome:
- Parästhesien = Kribbeln, Mißempfindungen,
- Sehnenreflexabschwächung bis Reflexverlust,
- Sensibilitätsminderung bis Sensibilitätsverlust,
- Muskelschwäche (besonders Fuß und Hand).

Diagnostik:
Elektromyographie (EMG zur Unterscheidung zwischen Myopathie und Neuropathie)

Therapie:
- Ursache beseitigen,
- Verhindern von Kontrakturen,
- Vermeidung von Druckstellen durch Lagerung und Polsterung am Fibulaköpfchen (Nervus peronaeus), Ellbogen (Nervus ulnaris) und Gesäß (Nervus ischiadicus).

6.3. Infusionstherapie und Ernährung des Verbrennungspatienten

Störungen oder die Neigung zu Störungen des Flüssigkeits- und Elektrolytgleichgewichts des Körpers spielen auch über das Ende der Schockphase hinaus die beherrschende Rolle. Dies wird eindeutig, wenn man die Faktoren, die den Flüssigkeitsbedarf zu diesem Zeitpunkt beeinflussen, aufzählt.

6.3.1. Flüssigkeitsbedarf am Ende der Schockphase

- Perspiratio insensibilis = Abgabe von Flüssigkeit über die Haut durch Schweiß oder Verdunsten oder bei der Atmung (300–500 ml/Tag = beim Gesunden bis 1000 ml/24 h;
- Urinausscheidung;
- Stuhlgang, Magensonde und Wunddrainagen, evtl. Erbrechen;
- Wundsekret;
- vermehrter Flüssigkeitsverlust durch Tracheostoma oder Intubation durch Verkleinerung des Totraums;
- Temperaturerhöhung = 500 ml/°C Temperaturerhöhung/24 h.

Zusammen oft bis zu 10 l/24 h.

Die drei letztgenannten Punkte gehören normalerweise zur Perspiratio insensibilis, sind aber wegen ihrer besonderen Bedeutung für den Verbrennungspatienten getrennt aufgeführt. Hierin zeigen sich auch die Schwierigkeiten in der Erstellung einer exakten Flüssigkeitsbilanz. Der größte Teil der täglich verlorenen Flüssigkeit kann nicht direkt gemessen werden. Die einzige Möglichkeit ist die indirekte Messung = das tägliche Wiegen des Patienten auf der Bettenwage (Abb. 6.2.).

> **Merke:**
> Das tägliche Wiegen muß immer zum gleichen Zeitpunkt unter gleichen Bedingungen geschehen, d. h. immer nach Verbandswechseln, denn alte Verbände und Auflagen sind mit unterschiedlichen Mengen Wundsekret vollgesogen, immer nackt, immer nach Austarieren des leeren, mit allen Hilfseinrichtungen bestückten Bettes wie Schienen, Decken usw.

Alle Patienten müssen bis zur vollständigen Deckung der Verbrennungsbezirke täglich gewogen werden. Die typische Gewichtskurve des Verbrennungspatienten s. Abb. 6.3.

Auch durch die tägliche Bettenwage kann der wahre Flüssigkeitsbedarf nur annähernd gemessen werden, denn es wird nicht der Bedarf, sondern die *Gewichtsveränderung* gegenüber dem Vortag gemessen:

diese wird auch durch die allgemeine, nicht flüssigkeitsbedingte Gewebsveränderung beeinflußt, da sehr hoher Kalorienbedarf bei kataboler Stoffwechsellage;

auch wird im Kreislauf als Ödem verlorengegangene Flüssigkeit mitgemessen.

Phase der Verbrennungskrankheit

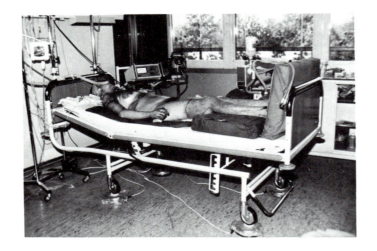

Abb. 6.2. Verbrennungspatient auf der Bettenwaage. Die Bettenwaage als einzige, einfach durchzuführende indirekte Messung des täglichen Flüssigkeitsverlustes. Wichtig ist das tägliche Wiegen zum gleichen Zeitpunkt, d. h. nach Verbandswechsel, im entkleideten Zustand, nach Austarieren des leeren mit allen Hilfseinrichtungen bestückten Bettes.

Vorsicht!
Um den 5. Tag beginnt mit der Rückresorption der Ödeme eine Harnflut, die nicht ersetzt werden darf, da sonst Überlastung des Kreislaufs → Lungenödem.

Anzeichen:
Harnflut von 100–150 ml/h, ZVD-Anstieg, Elektrolytanstieg, Zunahme der Atemfrequenz.

6.3.2. Erstellung des täglichen Infusionsplanes

Außer der Errechnung der notwendigen Flüssigkeitsmenge (s. 6.3.1.) ist hierzu folgendes erforderlich:
— Elektrolytbedarf,
— Säure- und Basenbedarf,
— Kalorienzahl,
— Eiweiß,
— Kohlenhydrate,
— Fett,
— Vitamine.

6.3.2.1. Elektrolytbedarf

Eine grobe Errechnung des Elektrolytbedarfs des Extrazellulärraumes erfolgt nach der Formel:
Bedarf = kg KG × 0,2 × (Normwert − Istwert) mval (KG = Körpergewicht).

Wichtigste Kationen$^+$: Na^+, K^+, Ca^+.
Wichtigste Anionen$^-$: Cl^-, − HCO_3^-.
Basisbedarf: 100 mval Na^+, 50 mval K^+, 120 mval Cl^- pro 24 h.
Kontrollen im Blut und Urin täglich 1–2mal. Der normale Verbrauch ist mit 500 ml einer Vollelektrolytlösung pro Tag gedeckt. Zusätzlich Gabe von Kalium und Natriumchlorid entsprechend den Laborwerten.

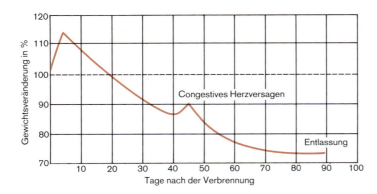

Abb. 6.3. Typische Gewichtskurve des Verbrennungspatienten.

> **Merke:**
> Kalium ist das wichtigste der Elektrolyte: nur 2% des Körperkaliums finden sich im Extrazellulärraum, der Rest im Intrazellulärraum.

6.3.2.2. Säure-Basen-Bedarf

Entsprechend der täglichen Kontrolle fast immer nur Basenbedarf (Natriumbikarbonat und Trispuffer), da acidotische Stoffwechsellage.
Formeln:
für Natriumbikarbonat:
"base excess" (BE) × 0,3 × kg KG = ml 1-molare (= 8,4%ige) Natriumbikarbonatlösung; für Trispuffer:
"base excess" (BE) × kg KG = ml 0,3-molare (= 3,6%ige) Trispufferlösung; bei schlechter Kontrollmöglichkeit:
1,5 mval Natriumbikarbonat pro kg KG innerhalb von 15–30 min evtl. mehrfach geben.
Gefahr der Hypernatriämie oder Alkalose relativ gering.

Vorsicht!
Bei Trispuffer atemdepressive Wirkung durch Hypoglykämie und Hyperkaliämie.

Bei *alkalotischen* Stoffwechselsituationen (selten) wird Lysinhydrochlorid als 1-molare-Lösung = "base excess" × 0,3 × kg KG in ml gegeben.

6.3.2.3. Normwerte der Elektrolyte

Natrium	(Na$^+$)	135 – 145 mval/l
Kalium	(K$^+$)	3,5 – 5,0 mval/l
Kalzium	(Ca$^+$)	4,7 – 5,2 mval/l
Chloride	(Cl$^-$)	95 – 105 mval/l
Bikarbonat	(-HCO$_3^-$)	22 – 27 mval/l

6.3.2.4. Kalorien

Bei ungenügender oder fehlender Nahrungsaufnahme oder vermehrtem Bedarf kommt es zu einem Abbau körpereigener Substanzen = katabole Stoffwechselsituation.
Das ist in der Phase der Verbrennungskrankheit *immer* gegeben. Der Bedarf liegt bei 4000–7000 Kcal oder 50–80 Kcal/kg KG. Die Kalorien werden in folgender Verteilung gegeben: 50% als Kohlenhydrate, 30% als Fett, 20% als Eiweiß.

> **Merke:**
> Die Kalorienzufuhr beim Verbrannten erfolgt als Hyperalimentation = „Überernährung"

Katabolische Stoffwechselsituation heißt:
Der Körper baut seine eigenen Bestandteile ab, zuerst die Kohlenhydrate, die für ca. 12 h reichen. Dann folgen die Fette, von denen der normalgewichtige Mensch 100–120 000 kcal besitzt. Gleichzeitig wird das Eiweiß des Körpers abgebaut, zuerst die Enzyme, dann die Serumproteine und zuletzt die Muskelproteine. Der Mensch befindet sich im Hungerzustand = Streßsituation. Als Notfallreaktion versucht der Körper auf hormonellem Wege eine Anpassung zu finden = Adaptationssyndrom:
Es werden vermehrt Hormone vom Hypothalamus, Hypophyse, Nebennierenrinde, Nebennierenmark und Pankreas ausgeschüttet, um Energie zu mobilisieren. So kommt es außer der nicht vorhandenen Nahrungsenergie auch noch zu vermehrtem Verbrauch. Das drückt sich folgendermaßen aus:
— Gewichtsverlust,
— Ketoacidose = „diabetische" Stoffwechsellage durch vermehrten Fettabbau,
— Eiweißabbau mit negativer Stickstoffbilanz,
— Mangel an Immunglobulinen,
— Mangel an Serumalbumin.
Das bedeutet:
Resorptionsstörung, d. h. die aufgenommene Nahrung kann nicht verwertet werden, erhöhte Infektgefahr, Eiweißmangelödeme mit Schockgefahr, Wundheilungsstörung.

6.3.2.5. Kohlenhydrate

Die erforderliche Kohlenhydratmenge wird am besten als 40–60%ige Glukose unter Zusatz von Insulin (pro 5 g Glukose 1 E Altinsulin) oder bei verminderter Glukosetoleranz, wie im Schock oder bei Sepsis, als Gemisch aus Glukose, Lävulose und Xylit gegeben. Das Insulin wird zur besseren Verwertung der Kohlenhydrate dem Stoffwechsel zugefügt. Große Glukosemengen ohne Insulin werden als Zucker im Urin ungenutzt ausgeschieden.

6.3.2.6. Eiweiß

Die Eiweißzuführung erfolgt aus der Sicht einer optimalen Ernährung als Aminosäurengemisch, das aus einer Mischung von essentiellen Aminosäuren besteht und kalorisch hochwertig ist. Der tägliche Bedarf des Verbrennungspatienten in der katabolen Phase beträgt 2–4 g/kg KG/24 h, d. h. er ist 2–4mal so hoch wie normal. Selbst bei diesen Mengen ist es nicht möglich, eine positive Stickstoffbilanz zu erhalten; diese bleibt bis zum Abschluß der Wundheilung bzw. bis zum Abschluß der Hauttransplantationen negativ.
Der Mangel an Serumeiweiß wird bei Albuminmangel am besten mit 20%igem Humanalbumin (100–400 ml pro Tag) und bei Globulinmangel mit Immunglobulinfraktionen ersetzt. Die Menge wird durch den Laborwert bestimmt.

6.3.2.7. Fette

Sie werden in Form von Fettemulsionen in einer Menge von 1000 ml = 2000 kcal/24 h gegeben. Der Vorteil gegenüber der hypertonen Kohlenhydrat- oder Aminosäurenlösung ist, daß Fettemulsionen isoton sind und auch in periphere Venen gegeben werden können. Hochkalorische Lösungen müssen über einen zentralen Weg gegeben werden, da sie als hypertone Lösungen die peripheren Venenwände reizen und zu Venenentzündungen führen. Da sie osmotisch wirksam sind, dürfen sie nicht zu schnell gegeben werden, da sie Blutveränderungen und Unverträglichkeit hervorrufen und dann nicht im Stoffwechsel verarbeitet werden können.
Daher sollten hochkalorische Lösungen besser über einen Infusomaten gegeben werden.
Kohlenhydrat- und Aminosäurelösungen gleichzeitig geben, da optimale Stoffwechselwirkung durch bessere Proteinsynthese bei vorhandenen Kalorien.
Kaliumzufuhr beachten, da die Kombination von Glukose und Insulin zur Hypokaliämie führt = K$^+$ wandert in die Zelle.

6.3.2.8. Kontraindikationen für hochkalorische Lösungen
— Bei schwerem Leberschaden (Kohlenhydrat, Fett und Aminosäuren),
— Nierenfunktionsstörungen (Aminosäuren),
— Hyperkaliämie (Aminosäuren),
— Hypokaliämie (Kohlenhydrate),
— Lactatacidose (Aminosäuren und Kohlenhydrate),
— Wasserintoxikation (Kohlenhydrate und Aminosäuren),
— hyperosmolarem Koma (Kohlenhydrate),
— Schock (Kohlenhydrate, Aminosäuren, Fette).

Merke:
Bei Schock und Sepsis ändert sich die Glukosetoleranz durch eine zunehmende Verwertungsstörung

6.3.3. Orale Ernährung

Als Wunschkost, Sondenkost oder hochkalorische Vollkost in Form von Flüssigkeit z. B. Vivasorb = 400 kcal pro Beutel (s. Abb. 6.4.). Es sollte so schnell wie möglich begonnen werden, zusätzlich oral zu ernähren, vorausgesetzt, daß die Nahrung resorbiert wird, d. h. Beseitigung der Atonie der Schockphase. Es bedarf vor allem der Geduld; eine Diätassistentin ist erforderlich. Orale Flüssigkeitszufuhr wird gern mit Kalorienzufuhr kombiniert und muß in Trinkmenge pro h angegeben werden. Sonst große Gefahr der Überwässerung durch unbeherrschtes Trinken.

Vorteile:
Kreislaufentlastung, vor allem ab etwa 6. Tag wichtig = Phase der Rückresorption. Zusätzliche Kalorienzufuhr; vor allem die hochkalorische Vollkost stellt in wenig Flüssigkeit große Kalorienmengen zur Verfügung. Streßulkusprophylaxe (durch Säurebindung und Ausschaltung des Unwohlgefühls aufgrund eines leeren Magens).

Nachteile:
Widerwillen wegen Abgeschlagenheit und Müdigkeit, Abneigung wegen des Geschmacks, vor

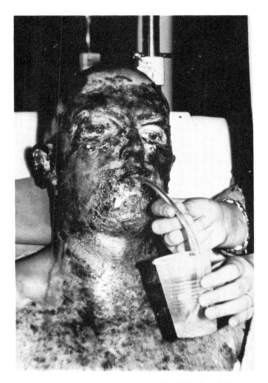

Abb. 6.4. Die Zuführung von Flüssigkeit erfolgt so früh wie möglich oral. Hier mit dem Saugrohr bei drittgradig verbrannter Gesichtsregion

allem bei der hochkalorischen Vollkost. Sie stellt eine hypertone Lösung dar und kann zu Durchfällen oder Erbrechen und damit zu Flüssigkeits- und Elektrolytverlust führen.
Wenn ein Schwerverbrannter erst einmal in eine Kachexie gelangt ist — was innerhalb von 14 Tagen möglich ist — bedeutet das einen irreparablen Zustand = sicherer tödlicher Ausgang.

> **Merke:**
> Die orale Ernährung ist die beste Streßulkusprophylaxe. Wird orale Ernährung nicht toleriert, muß zum Schutz wenigstens ein Antazidum zugeführt werden, wenn möglich alle 2 h.

Beispiel einer ausreichenden kombinierten parenteralen + oralen Kalorienzufuhr:
100 ml Kohlenhydratlösung = 1600 kcal
1000 ml Fettemulsion = 2000 kcal
1000 ml Aminosäurenlösung = 1200 kcal
6 × 350 ml = 1 Beutel hochkalorischer Vollkost (z. B. Vivasorb oder Ovomaltine = 400 kcal) = 2400 kcal

5100 ml = 7200 kcal
Den Rest des errechneten Flüssigkeitsbedarfs als Elektrolyt- oder elektrolytfreie Lösung zuführen.

6.3.4. Komplikationen der Infusionstherapie

Gefährliche Elektrolytstörungen sind selten; sie sind schwierig zu behandeln.

6.3.4.1. Hypernatriämie

Im Gefolge der Rückresorption des im Interstitium liegenden Natriums: sekundärer Hyperaldosteronismus (2–3 Wochen nach der Verbrennung).
Ursachen:
hypothalamische Störung, Therapiefehler durch zu reichliche Zufuhr von Natrium oder Mangel an freiem Wasser. Natriumwert über 150 mval/l.

Vorsicht!
Gefahr des hyperosmolaren Komas = Müdigkeit, trockene Zunge, Verwirrtheit, Krämpfe.
Therapie:
Freies Wasser zuführen, z. B. als 5%ige Glukose + STOP für jegliche Natriumzufuhr.
(Achtung! Nur Humanalbumin — „salzarm" verwenden!)

6.3.4.2. Hyponatriämie:

— Natriummangel entsteht durch:
— Verlust im Wundsekret,
— Verlust durch Magensonde, Erbrechen oder Durchfall,
— Verlust durch zu geringe Natriumgabe.
Symptome: Schwäche, Müdigkeit, Krämpfe, Verwirrtheit.
Therapie:
Natriumzufuhr als Natriumchlorid (NaCl 10%ig oder 20%ig).

6.3.4.3. Hyperkaliämie

Kaliumüberschuß durch:
— Nierenausscheidungsstörung,

- Freiwerden von großen Mengen intrazellulären Kaliums aus den Nekrosen der tiefen Verbrennungen,
- Manifestation nur in Kombination mit Nierenfunktionsstörung, sonst Hyperkaliurie,
- zu reichliche Kaliumzufuhr,
- Nebennierenrindenschwäche (Aldosteronmangel).

Symptome:
Verwirrungszustände, Parästhesien, EKG-Veränderungen (QT-Verkürzung, spitzes positives T), Herzblock mit Herzstillstand ab 7 mval/l.
Therapie:
- Erhöhung der Diurese, da meist Folge der Ausscheidungsstörung,
- Infusion von 20%iger Glukose mit Insulinzusatz,
- Kalziumglukonat,
- Kationenaustauscher (z. B. Resonium A).

6.3.4.4. Hypokaliämie

Erniedrigtes Serumkalium = gefährlichste Elektrolytstörung, die in der Kombination mit Digitalis zu Digitalisüberempfindlichkeit mit Bradykardie und Herzstillstand führt.
Ursachen:
- sekundärer Hyperaldosteronismus,
- zu wenig Kaliumzufuhr,
- großer Kaliumverlust, z. B. über Nekrosen, Hämolyse, Magensonde bei Atonie.

Symptome:
Adynamie = Schwäche des Herzens: Rhythmusstörungen, EKG-Veränderungen (ST-Senkung und TU-Verschmelzungswellen) + Schwäche der Muskulatur.

6.3.4.5. Dehydratation

Wassermangel – Austrocknung, seltenes Krankheitsbild.
Ursachen:
- zu wenig Flüssigkeit, daher Unfähigkeit der Niere zu konzentrieren,
- vermehrter Verlust von Flüssigkeit: z. B. über Tracheostoma oder beim Ileus,
- Zufuhr hypertoner Sondenkost mit Durchfall.

Symptome:
- wenig konzentrierter, „hochgestellter" Urin,
- Labor: Hämatokrit erhöht, Natrium erhöht, Osmolarität erhöht,
- Fieber,
- trockene Haut und trockene Zunge,
- delirantes Zustandsbild bis Koma,
- Schock.

Therapie:
Flüssigkeitszufuhr.

6.3.4.6. Wasserintoxikation

Überwässerung, z. B. Mißverhältnis zwischen Wasserzufuhr und Wasserausscheidung.
Ursachen:
- unbegrenztes Trinkenlassen von Flüssigkeit,
- Zufuhr von zuviel freiem Wasser (z. B. Glukose oder Lävulose),
- verminderte Wasserausscheidung der Niere.

Symptome:
- Labor: Hämatokrit erniedrigt, Natrium erniedrigt, Serumosmolarität erniedrigt,
- Übelkeit und Erbrechen,
- Schwäche und Muskelzuckungen,
- übermäßige Gewichtszunahme durch Ödeme,
- Krampfanfälle,
- Delirium bis Exitus.

Therapie:
- Einfuhrstop für Flüssigkeit und Ausschwemmen durch Gabe von Diuretika (Saluretika, z. B. Lasix).

6.3.5. Komplikationen der Nahrungszufuhr

Resorptionsstörungen:
- Magen (Ulkus, Atonie),
- Darm (Atonie, Paralyse, Malabsorption).

Verwertungsstörungen:
- Steroiddiabetes,
- Leberversagen,
- Säure-Basen-Haushaltsstörung.

6.3.5.1. Streßulkus, Ulkusblutung

Als große oder kleine Blutung häufig (bis 50% der Patienten). Die beste Therapie ist die Prophylaxe durch frühe orale Ernährung, andernfalls mindestens 2stündliche Gabe eines Säureblockers = Antacidum.

6.3.5.2. Atonie, Paralyse, Malabsorption

Ursachen:
- primär (häufig) im hypovolämischen Schock;
- später (selten) im septischen Schock.

Symptome:
- fehlende Peristaltik im Magen-Darm-Trakt (auskultatorisch „Totenstille" im Bauch),
- vermehrte Sekretion von Verdauungssäften,
- vermehrte Gasbildung mit Blähung, Zwerchfellhochstand und Atembehinderung,
- Flüssigkeitsverlust und Elektrolytverlust im Darm,
- Resorptionsstörung, d. h. Aufnahmestörung aus dem Darm.

Therapie:
- Entlastung durch Magensonde;
- Messen der Ausscheidungsmenge;
- Zufuhr der verlorengegangenen Flüssigkeit und Elektrolyte;
- Darmanregung durch Entlastung mit Darmrohr oder Einlauf;
- medikamentös: Prostigmin, Dihydergot, Bepanthen;
- Verbot von Essen und Trinken.

6.3.5.3. Glukoseverwertungsstörungen

Verminderte Glukosetoleranz, wahrscheinlich durch verminderte Wirksamkeit des normal bis vermehrt vorhandenen körpereigenen Insulins mit Hyperglykämie und Glukosurie, z. B. im Schock oder bei der Sepsis = Streßsituation oder auch Streßdiabetes genannt.
Die streßbedingte vermehrte Ausschüttung von Adrenalin + Kortison führt zu vermehrter Glykogenmobilisierung in der Leber; Folge: erhöhter Blutzucker.

Therapie:
Ausreichende Kohlenhydratzufuhr mit Insulinzusatz.

6.3.5.4. Leberfunktionsstörungen

Die Leber ist *das* zentrale Stoffwechselorgan. Die Kompensationsfähigkeit ist sehr groß, so daß mindestens 2/3 der Funktionsfläche zerstört sein müssen, bis klinische Symptome (Leberversagen) auftreten.

Symptome:
- Absinken der Blut- und Eiweißkörper, vor allem der Albumine und Globuline,
- Störungen im Aminosäurengleichgewicht,
- Störungen der Entgiftungsfunktion → Ammoniakanstieg im Blut → Koma,
- Störungen des Gerinnungsablaufs,
- Störungen des Hämoglobinabbaus → Ikterus,
- Nierenversagen (hepatorenales Syndrom),
- Elektrolytstörungen,
- Anämie.

6.3.5.5. Säure-Basen-Störungen

Metabolische Acidose:
- bei Diabetes mellitus als Ketoacidose,
- bei Nierenversagen,
- bei Sepsis mit gramnegativen Erregern.

Metabolische Alkalose:
- bei massivem Verlust von Magensaft,
- bei Kaliummangel.

Säure-Basen-Störung immer kombiniert mit Atemstörung, da der Körper peinlich bestrebt ist, alle Möglichkeiten zur Konstanterhaltung des pH (= Parameter der Säure-Basen-Haushalts) zu nutzen, z. B. durch Hyperventilation zur Acidosebeseitigung durch vermehrtes Abatmen von Kohlensäure oder durch Hypoventilation bei Alkalose (s. auch 6.2.1.3.).

6.3.5.6. Nebennierenrindenschwäche

Symptome:
Hypotonus, Hypothermie, Hyperkaliämie, Hyponatriämie, Leukopenie, allgemeine Schwäche.

6.4. Versorgung und Pflege der Verbrennungswunde

Ziel:
Die möglichst rasche Wiederherstellung einer intakten Körperoberfläche.

Welche Schritte sind dazu nötig?
1. Verhinderung der Infektion — lokal und allgemein.
2. Entfernung des gesamten toten Gewebes — Blasen, Schorfe, Nekrosen.

3. Möglichst rasche Bedeckung der entstandenen Defekte mit Eigenhaut oder vorübergehend mit Fremdhaut.
4. Pflege der Entnahmestellen und Transplantate.
5. Verhinderung der Ausbildung von Narben- und Kontrakturen.

6.4.1. Wundbehandlungsmethoden

6.4.1.1. Offene Methode

Verbrennungsflächen offenlassen, keine Verbände.
Voraussetzung:
Keimarme, abgeschlossene Behandlungseinheit mit Einzelboxen und trockener warmer Luft (= „Wüstenklima").
Vorteile:
— geringer Aufwand in der Pflegetechnik,
— keine klebenden Verbände,
— Wunden leicht zugänglich, z. B. einfaches Auftragen von Oberflächenbehandlungsmitteln oder einfaches Abwaschen mit Desinfektionslösung,
— Wunde jederzeit sichtbar und damit beurteilbar,
— Wunden trocknen rasch ab, daher keine Mazeration mit nachfolgender oder fortdauernder Entzündung,
— geringe Infektionsgefahr,
— geringe Schmerzhaftigkeit, da kein Verbandwechsel,
— keine Temperaturstauung.
Diese Vorteile betreffen in erster Linie die ausgedehnten drittgradigen Verbrennungen.
Nachteile:
— Isolation, da Einzelbox,
— vermehrte Kontaminationsmöglichkeit, falls keine Einzelbox vorhanden,
— Rissigwerden der Haut, vor allem in Gelenknähe durch Austrocknung,
— Auskühlungsgefahr, falls keine ausreichende Raumtemperatur.
Anwendung der offenen Behandlungsmethode:
günstig: Gesicht, Damm, Rumpf;
schwierig: zirkuläre Verbrennungen, daher offene Behandlungen unter Anwendung des Stryker-Betts;
offene und geschlossene Methode gleich günstig: Hände, Extremitäten.

6.4.1.2. Geschlossene Behandlungsmethode

Wunden durch Verbände bedeckt.
Vorteile:
— Vermeiden von rissigen Krusten in Gelenknähe durch Austrocknung,
— bei nicht vorhandener Klimaanlage Verhinderung von Kontamination,
— Aufsaugen von Wundsekret,
— Schutz vor mechanischer Schädigung.
Nachteile:
— Wunde kann nicht jederzeit beurteilt werden,
— schmerzhafte Verbandswechsel,
— frische Granulationen werden leicht zerstört,
— Abfließen des Wundsekrets kann verhindert werden, da Saugfähigkeit der Verbände begrenzt,
— ständige Wundpflege ist nicht möglich,
— durch Mazeration und fortbestehende Entzündung Umwandlung von zweitgradiger Verbrennung in drittgradige.
Anwendung:
Hände, Extremitäten; fehlende Klimaanlage.

6.4.2. Behandlungstechnik

6.4.2.1. Offene Behandlung

Voraussetzung:
Trockenheit, Wärme, Keimarmut — Keimfreiheit.

Analgesie und Sedierung

Die lokale Wundbehandlung ist eine äußerst schmerzhafte Maßnahme, soweit es sich um zweitgradige Verbrennungen handelt. Zudem wird der Verbrennungspatient von zahlreichen Ängsten geplagt. Somit ist vor jeder Behandlung außer der Gabe eines wirksamen Schmerzmittels zumindest zu Anfang ein Sedativum notwendig, z. B. die Kombination Fortral-Psyquil, jeweils 1/2 Ampulle. Gabe 15 min vor Beginn der Behandlung.
Auf das Sedativum kann im Laufe der Zeit wegen Gewöhnung an den immer gleichen Ablauf verzichtet werden; die Dosis des Analgetikums verringern oder schließlich ganz fortlassen.

Behandlungstisch

Aufgaben:
Er dient der Pflege der noch mit Nekrosen

bedeckten oder bereits transplantierten Verbrennungsflächen.
Anordnung:
Der Tisch ist mit einem sterilen Tuch zugedeckt, darunter finden sich:
- 1 sterile Schale für Desinfektionslösung,
- 1 sterile Schale für Oberflächenbehandlungsmittel, (z. B. Betaisodona)
- sterile Mullkompressen,
- sterile Handschuhe,
- sterile Schere, Pinzette, Klemmen,
- Abstrichröhrchen,
- lokales Hämostyptikum (z. B. Tabotamp),
- 1 Termokauter

Wundtoilette
Nach der Verbrennung entsteht die Verbrennungsnekrose oder der Verbrennungsschorf, bestehend aus toter lederartiger Haut und Fibrin. Je nach Tiefe heilt der Verbrennungsbezirk spontan, oder es muß ein mehr oder weniger ausgiebiges Debridement (Abtragung der Nekrosen) vorgenommen werden.

> **Merke:**
> Zweit- und tief zweitgradige Verbrennungen heilen spontan. Drittgradige Verbrennungen müssen operiert werden, d. h. die Nekrosen müssen entfernt werden.

Unter Wundtoilette verstehen wir das mechanische oder chemische Säubern der Verbrennungsfläche, das Entfernen sich abstoßender Schorfe, die Desinfektion, das Bestreichen mit Oberflächenbehandlungsmitteln, das Vermeiden von Austrocknung der Nekrosen, die dabei hart und rissig werden und bei Bewegungen zu Blutungen führen.
Sinn:
- Vermeidung von Infektion und zusätzlichem Schaden,
- Förderung der Heilung,
- Vorbereitung auf die operative Abtragung.
Methoden:
- spontane Ablösung,
- scharfe Ablösung (Messer, Termokauter oder Laser),
- enzymatisch mit eiweißverdauenden Salben.

Spontane Ablösung
Die Verbrennungsflächen werden alle drei Stunden mit Desinfektionslösung abgewaschen und mit einem Oberflächenbehandlungsmittel bestrichen. Das äußerst vorsichtige Abwaschen bzw. Abtupfen dient vor allem der mechanischen Reinigung und auch zur Entfernung des zuvor aufgetragenen Oberflächenbehandlungsmittels. Sich spontan lösende Schorfe werden entfernt. Die Oberflächenbehandlungsmittel sollen die auf der Nekrose vorhandenen Keime töten und die Verbrennungsflächen durch ihre spezifischen Eigenschaften widerstandsfähiger machen. Der Wechsel des Oberflächenbehandlungsmittels sollte möglichst mehrmals am Tage erfolgen, z. B. beim PVP-Jod alle 3 h. Durch die Kombination vorsichtige mechanische Reinigung, Keimarmut und Aufweichen der Nekrosen kann die Spontanheilung ungestört verlaufen.

Scharfe Ablösung
Sich nach Abtrocknen oder nach einem Bad spontan ablösende Nekrosen oder Schorfe werden mit Pinzette und Schere entfernt; dabei werden nur die zweit- und tief zweitgradigen Bezirke behandelt. Evtl. auftretende Blutungen werden koaguliert oder mit einem lokalen Hämostyptikum (Tabotamp) gestillt. Für die zweit- oder tief zweitgradige Verbrennung bedeutet die operative Nekrosenentfernung eine unnötige Reizung bzw. Störung der spontan heilenden Wunde. Zusätzlich wird ein lokales Oberflächenbehandlungsmittel angewendet.
Drittgradige Verbrennungen werden operativ gereinigt, kleinere Bezirke auch enzymatisch.

Enzymatische Ablösung
So wie auf mechanischem Wege, kann die Beseitigung von Nekrosen auch auf chemischem bzw. enzymatischem Wege geschehen, d. h. durch eiweißverdauende Salben oder Lösungen (z. B. Travase). Gleichzeitig wird der Wundgrund gereinigt, evtl. mit Skarifizierung. Anwendungsbereiche sind drittgradige Nekrosen, evtl. tief zweitgradige. Die gitterförmige Skarifizierung soll dabei durch Oberflächenvergrößerung der Nekrose der Salbe einen besseren Zugang verschaffen (Abb. 6.5.).

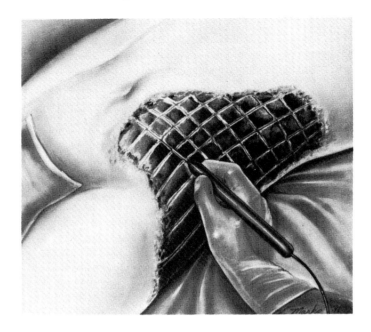

Abb. 6.5. Skarifizierung der Verbrennungsflächen zur Oberflächenvergrößerung

Merke:
Alle die Wundtoilette umfassenden Maßnahmen werden unter sterilen Bedingungen (Pinzette, Handschuhe, Schere, Haube, Mundschutz, Kittel) in der Box durchgeführt.

Oberflächenbehandlungsmittel
Sie haben die Aufgabe, die Verbrennungsflächen vor Infektionen zu schützen, d. h. keimarm zu halten und damit rasch abheilen zu lassen durch:
– lokale chemotherapeutische Wirkung,
– Desinfektion + antibakterielle Wirkung, um Keimen das Angehen zu erschweren.
– gerbenden Effekt.

Präparategruppen:
Antibiotika und Sulfonamide,
z. B. Mafenid, Sulfamylon, Neomycin, Gentamycin.
Desinfizierende und antibakterielle Lösungen:
Silbernitrat, PVP-Jod, Gerbemittel: Tannin, Mercurochrom; Kombinationen: Silber-Sulfadiazin.
Besonderheiten:
Mit 0,5%iger Silbernitratlösung getränkter Verband muß immer feucht gehalten werden, da sonst Elektrolytverschiebungen durch Verlust in die Verbände, außerdem geringe Eindringtiefe. Gerbemittel und Mercurochrom färben die Haut und erschweren Beurteilung der Verbrennungstiefe und Ausdehnung.
Antibiotika und Sulfonamide: Wirkung teilweise unsicher, führen zu Resistenzen.
PVP-Jod (Betaisodona) erfüllt die Voraussetzungen am besten:
– problemlose Anwendung,
– gute Tiefenwirkung,
– breites Erregerspektrum,
– die Verbrennungstiefe kann gut beurteilt werden,
– geringe Reizung gesunder Haut und Schleimhäute und Augen bei guter Verträglichkeit.

Anwendung
– Zu Anfang Oberflächenbehandlungsmittel häufig auftragen, da durch den Strom von Wundsekret in kurzer Frist die Salbe oder Lösung fortgespült wird.
– Immer vom Zentrum zum Rand waschen, damit saubere Bezirke nicht erneut vom Rand her kontaminiert werden, entsprechend dem Abwaschen im OP.

Versorgung und Pflege der Verbrennungswunde

Anwendungsbereiche:
Zweit- und drittgradige Verbrennungsflächen evtl. Spenderbezirke, falls sekundär infiziert.

Spezielle Behandlungsmethoden:

Badebehandlung

Anwendungsbereiche:
- mechanische Reinigung infizierter oder stark verschmutzter Verbrennungsflächen,
- Erleichterung der Bewegungsübungen als sog. Bewegungsbad,
- allgemeine Körperreinigung,
- Erleichterung des Verbandswechsels bei geschlossener Behandlung.

Vorsicht!
Erregerübertragung von Mitpatienten oder Hospitalkeimen — Bäder sind hartnäckige Erregerquellen.
Außerdem Verbot der Badebehandlung bei schlechtem Allgemeinzustand wie Tachykardie, Temperaturanstieg, Hochdruck, Tachypnoe.

Anwendungsart:
- bei noch nicht komplett abgeheilten Wunden *ausschließlich abduschen* auf einer über der Wanne schwebenden Trage mit Netzbespannung (Abb. 6.6);
- jeder Patient hat seine eigene Badetrage;
- bei abgeheilten Wunden in der Schmetterlingswanne, welche durch ihre Form volle Beweglichkeit ermöglicht.

Merke:
Patient niemals im Bad allein lassen!

Technik:
Patiententrage wird durch eine Schwenkarmhydraulik in oder über die Wanne gehoben, da jede Lageveränderung schmerzhaft ist.
- Das Ablösen von Hautnekrosen oder Hautfetzen mit Pinzette und Schere oder mit weichen Kompressen kann unter der laufenden Dusche nach einigen Minuten des Einweichens durchgeführt werden.
- Nach Entfernung der oberflächlichen Verbandslagen in der Box (bei geschlossener Behandlung) werden die letzten auf der Nekrose liegenden Gittertüllagen mit sterilem Handschuh und Pinzette nach Einweichen im lauwarmen Wasserstrahl der Handdusche entfernt. Vorsichtiges Abreiben der Flächen mit sterilen weichen Kompressen.
- Nach dem Bad wird der Patient mit sterilem Tuch bedeckt und in die Box zurückgefahren, anschließend Bestreichen der Verbrennungsflächen mit Oberflächenbehandlungsmittel bzw. Anlegen von Verbänden.

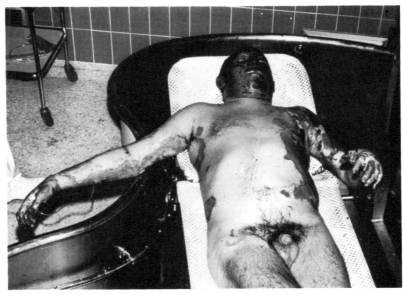

Abb. 6.6. Patient auf der Badetrage über der Schmetterling-Badewanne

— Bei abgeheilten Wunden wird unter Anleitung der Physiotherapeutin nach einigen Minuten der Durchwärmung des Patienten auf der ins Wasser abgesenkten Trage das Bewegungsprogramm durchgeführt.

> **Merke:**
> Die Badebehandlung wird nach den Richtlinien der aseptischen Pflegetechnik durchgeführt.

Umschläge mit Antibiotikalösung:
— bei mit Streptokokken infizierten Flächen Penicillin — oder Carbenizillinumschläge;
— bei stark schmierigen Transplantaten oder Fremdhautbezirken und gramnegativen Erregern: Gentamycinumschläge.

Die Behandlung von Extremitäten: s. 6.6.

6.4.2.2. Geschlossene Behandlung

— Analgesie
— Behandlungstisch
— Verbandswechsel
  Entfernen des Verbandes
  Anlegen des Verbandes
— Spezielle Verbände

Analgesie: s. 6.4.2.1.

> **Merke:**
> Behutsames und geschicktes Vorgehen spart Medikamente.

Behandlungstisch
Ein spezieller steriler Verbandstisch mit Instrumenten und Material erleichtert Verbandswechsel und garantiert keimfreies Arbeitsfeld. Der Tisch besteht aus einem Standardpaket + Extras je nach Größe und Zustand der Wunde. Das *Standardpaket* enthält:
— 3 sterile Schalen (Desinfektionslösung, physiologische Kochsalzlösung, Oberflächenbehandlungsmittel),
— 2 Pinzetten, anatomisch und chirurgisch,
— 2 kleine spitze Scheren,
— Verbandsschere,
— Gittertüll,
— Kompressen,
— synthetische Watte,
— halbelastische Binden,
— Frottiertücher,
— großes Abdecktuch,
— sterile Handschuhe.

Extras:
— Tabotamp
— Thermokauter,
— Dakin-Lösung,
— Wasserstoffperoxydlösung,
— Abstrichröhrchen,
— elastische Binden,
— Pflaster,
— Watteträger,
— zusätzliche Instrumente.

Eine größere Anzahl von solchen Standardpaketen sollte im Verbandsraum gelagert werden. Der Tisch wird unter sterilen Bedingungen hergerichtet und — falls nicht sofort benötigt mit einem sterilen Tuch zugedeckt.

Verbandswechsel
Der Verbandswechsel wird in einem speziellen gut geheizten Verbandsraum durchgeführt oder beim schwer Brandverletzten in der Patientenbox. Der Raum sollte OP-Qualität haben. Das Anlegen oder Wechseln von Verbänden geschieht nach den Regeln der aseptischen Pflegetechnik (Einmalkittel, Kopfhaube, Mundschutz, Handschuhe, Überschuhe).

Entfernen des Verbandes:
— Vor dem ersten Verbandswechsel muß dem Patienten das Vorgehen erklärt werden.
— Aufschneiden der äußeren Schichten mit steriler Verbandsschere, falls diese Verbandsschicht verkrustet ist.
— Anfeuchten mit warmer Ringer- oder physiologischer Kochsalzlösung.
— Vorsichtiges Herausheben der Extremität aus der äußeren Verbandsschicht.
— Lagerung auf einem sterilen Tuch (weiter evtl. im Bad).
— Entfernen des Gittertülls mit anatomischer Pinzette.
— Abtragen der abgelösten Schorfe oder Nekrosen.
— Abwaschen mit Desinfektionslösung.

- Blutungen mit Tabotamp oder Thermokauter stillen.
- Lagern auf frischem Frottiertuch.

> **Merke:**
> Bei Spalthauttransplantaten 1. Verbandswechsel am 4. Tag. Bei Fremdhauttransplantaten 1. Verbandswechsel ebenfalls am 4. Tag, falls Entzündungszeichen nicht früheren Zeitpunkt erfordern!

Nach Reinigen der Wunde von alten Salben- und Lösungsresten mit Desinfektionslösung auf sterilem Frottiertuch lagern.

Zeitpunkt der folgenden Verbandswechsel:
- bei Spalt- und Fremdhaut jeden 2. Tag,
- öfter, wenn Verband völlig durchnäßt,
- öfter, wenn Zeichen der Infektion (Schmerz, Fieber oder Geruch).

Dauer der Verbandsperiode:
- bei Spalthaut: bis zur Abheilung (durchschnittlich 3–4 Wochen);
- bei Fremdhaut: bis Beginn der Eigenhautdeckung (abhängig von den verfügbaren Spenderstellen).

Anlegen des Verbandes
- Handschuh- und Kittelwechsel,
- neuer Verbandstisch,
- Oberflächenbehandlungsmittel in sterile Schale schütten,
- Auftragen von Oberflächenbehandlungsmittel,
- Auflegen von Gittertüll

> **Merke:**
> Der Gittertüll soll den Wundrand um mindestens Handbreite überragen und nur eine Lage stark aufgelegt werden.

- darüber synthetische Wattebinde in mindestens 3facher Lage.
- Kompression mit halbelastischer Binde,
- Ruhigstellung mit Gipsschiene und Lagerung in erhöhter Position bei Extremitäten generell zu empfehlen.

Spezielle Verbände: s. 6.6.

6.5. Operative Maßnahmen

6.5.1. Grundregel der Hauttransplantation

Drittgradige Verbrennungen können im Gegensatz zur zweitgradigen Verbrennung nicht spontan abheilen. Hier müssen nach Nekrosenentfernung Hauttransplantationen durchgeführt werden. Wenn genügend unbeschädigte Haut als Spenderfläche zur Verfügung steht, kann Eigenhaut verwendet werden (Autotransplantat).

Wenn die Verbrennung sehr groß und die Spenderflächen dadurch begrenzt sind, muß Fremdhaut — als menschliche Haut (Homotransplantat) oder als Tierhaut (Heterotransplantat) — genommen werden. Die Eigenhaut wird als Spalthaut am besten an den unverbrannten Armen und Beinen, evtl. auch am Rumpf entnommen. Wenn relativ große Bezirke mit relativ wenig Spalthaut gedeckt werden müssen, bedient man sich der Mesh-graft-Technik. Hierbei wird die entnommene Spalthaut auf eine Matrize ausgebreitet und durch eine Walze zu einem Maschen- oder Gittertransplantat geschnitten, welches auf das Dreifache seiner ursprünglichen Größe ausgebreitet werden kann.

6.5.2. Zeitpunkt der Nekrosenentfernung und Transplantation

Sofortexzision: gilt für kleine umschriebene, drittgradige Verbrennungen bis 10%, wie z. B. Kontaktverbrennungen durch Berühren von heißen Körpern oder durch flüssiges Metall.

Frühexzision: erhöhte vitale Gefährdung durch OP in der Phase großer Flüssigkeitsverschiebung mit pulmonaler und kardialer Belastung. Häufig unnötige Exzision zweit- oder tiefzeitgradiger, auch spontan heilender Verbrennungsflächen.
Indikation:
Handverbrennungen.

Spätexzision: d. h. 12.–14. Tag nach der Verbrennung.
Vorteil:
- Demarkierung erreicht,
- Gerinnungsfaktoren normalisiert,

- zweitgradige Verbrennung abgeheilt,
- Allgemeinzustand stabilisiert.

Nachteil:
- Gefahr der Infektion.
- an der Hand: Verlust der Beweglichkeit durch Erstarrung der Haut und Nekrose tieferliegender Strukturen wie Nerven, Gefäße, Sehnen. (Abb. 6.7.)

6.5.3. Eigenhauttransplantation

Die Eigenhaut wird von unverbrannten Bezirken desselben Patienten entnommen, um damit drittgradige Verbrennungen zu decken. Ziel ist die möglichst rasche Bedeckung aller Verbrennungsflächen mit Eigenhaut.

Voraussetzungen:
- Demarkation der Nekrosen,
- Vorhandensein eines sauberen Empfängerbezirks,

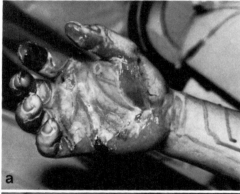

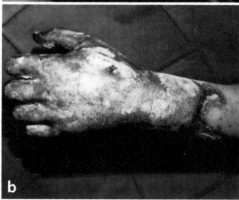

Abb. 6.7. a, b Drittgradig verbrannte Hand

- Verwendung nicht zu dicker, vitaler Transplantate,
- sorgfältige Transplantationstechnik,
- sorgfältige Nachbehandlung.

Merke:
Eingeheilte Eigenhauttransplantate bedeuten:
- Ende der Verbrennungsphase,
- Ende der Infektion,
- Ende metabolischer Störungen,
- Ende operativer Maßnahmen,
- Verminderung der Ausbildung von Kontrakturen,
- Beginn der Rehabilitation,
- physischen und psychischen Fortschritt.

Um so schlimmer sind bei begrenzter Spenderfläche nicht einheilende Transplantate.

Indikation zur primären Eigenhauttransplantation

Das heißt: nach Nekrosenentfernung sofortige Spalthautdeckung.
- Kosmetisch anspruchsvolle Bezirke,
- Hände,
- kleine umschriebene Verbrennungsbezirke,
- Verbrennungsflächen nach tangentialer Nekrosenabtragung.

Alle anderen Verbrennungsflächen sollten sekundär mit Eigenhaut bedeckt werden, denn die gleichzeitig zur Nekrosenabtragung durchgeführte Hautentnahme bedeutet eine weitere große Operationswunde. Hier bietet die temporäre Bedeckung mit Fremdhaut große Vorteile.

Merke:
Nur 20% der Körperoberfläche dürfen während einer OP-Sitzung versorgt werden; dabei sind auch die Eigenhautspenderflächen mitzurechnen.

6.5.4. Allgemeine präoperative Maßnahmen

- Aufklärung des Patienten – Verständnis ist die Basis für kooperatives Verhalten.
- Sedierung am Abend zuvor.

- Prämedikationsvisite des Anästhesisten: Angabe der Prämedikation, Prüfung der Operationsfähigkeit, Erklären der bevorstehenden Maßnahmen.
- Reinigung des Patienten, wenn möglich Desinfektionsbad.
- Kontrolle der wichtigsten Laborwerte, EKG, Rö.-Lunge.
- Bereitstellung ausreichender Blutkonserven (4–8 Erykonzentrate je nach Ausdehnung).
- Absetzen der Antikoagulantien.

6.5.5. Lokale präoperative Maßnahmen

6.5.5.1. Empfängerfläche

- die Fläche, auf die nach Entfernung der Nekrosen die Transplantate aufgelegt werden.

Wenn die Nekrosen entfernt sind, muß eine saubere Empfängerfläche vorhanden sein, d. h. eine mit kleinen Blutpünktchen durchsetzte Dermis (bei tangentialer intradermaler Schnittführung) oder eine saubere Faszienfläche (bei der üblichen epifaszialen Schnittiefe), d. h. alle Nekrosen und alles subkutane Fettgewebe müssen entfernt sein. Wesentlich zur Erlangung einer sauberen Nekrosen- und damit Empfängerfläche ist die lokale Wundbehandlung zusammen mit den allgemeinen antibakteriellen Maßnahmen (s. 7.) und eine gute Abwehrreaktion des Körpers.

Nach der Anwendung von PVP-Jod hat sich gezeigt, daß höchstens 30% der Verbrennungsfläche als „steril", d. h. als nicht mit pathogenen Keimen besiedelt, angesehen werden kann.

Eine Stunde vor Beginn der OP werden die Nekrosebezirke (= Empfängerflächen) mit einer Desinfektionslösung abgewaschen; ein Oberflächenbehandlungsmittel wird danach nicht mehr aufgetragen.

6.5.5.2. Die Spenderfläche

Als Spenderfläche gelten alle nicht verbrannten Körperoberflächen, von denen sich Transplantate entnehmen lassen. Es sind dies in der Reihenfolge ihrer besten Verwendbarkeit: Oberschenkel, Unterschenkel, Arm, Rumpf. Gelenke und kosmetisch anspruchsvolle Bezirke können nicht benutzt werden.

Je dünner die Spalthaut entnommen wird, desto leichter heilt sie ein. Dickere Hauttransplantate sind kosmetisch günstiger, da die Schrumpfungsneigung und Pigmentierung geringer ist.

Im allgemeinen heilen die Spenderflächen innerhalb von 14 Tagen ab und können bei richtiger Entnahmetechnik mehrfach (bis zu 5mal) verwendet werden. Trotz des Nebeneinanders von sauberen Spenderflächen und infizierten Empfängerflächen kommt es so gut wie nie zu einem Infekt einer Spenderfläche.

Die Vorbereitung der Spenderfläche zur OP geschieht in der Patientenbox durch Rasieren und Abwaschen mit einer Desinfektionslösung.

6.5.6. Der Patient im Operationssaal

6.5.6.1. Der OP-Saal

Der OP sollte unbedingt in der Verbrennungseinheit integriert sein und ausschließlich für Verbrennungspatienten benutzt werden. Er ist mit der bereits für Patientenboxen beschriebenen Klimaanlage verbunden und ist als Zone höchster Sterilität zu betrachten.

Das OP-Team besteht aus:
- Operateur mit Assistent (bei größeren Verbrennungen zwei Mannschaften),
- je 1 Operationsschwester,
- 1 „Springschwester",
- 1 Pfleger,
- 1 Transplantatschwester,
- 1 Anästhesist,
- 1 Anästhesieschwester.

Daher:
- jede Maßnahme im OP muß schnell und sicher durchgeführt werden (Teamarbeit),
- der Blutverlust muß gering sein,
- der Wärmeverlust muß gering sein,
- die Narkose muß schonend sein.

> **Merke:**
> Der Verbrennungspatient ist ein Hochrisikopatient!

6.5.6.2. Instrumente

Alle für den OP notwendigen oder möglicherweise benötigten Instrumente müssen entweder im OP oder in nächster Nähe gelagert sein,

denn: Zeitverlust = Verlängerung der Narkose = Gefährdung des Patienten.
Außerdem sind neben dem üblichen Instrumentarium folgende „Extras" erforderlich:
- große Schale mit Desinfektionslösung,
- große Schale mit Wasserstoffperoxyd,
- Galgen zum Aufhängen der Extremitäten,
- Dermatome:
  Humby-Messer (s. Abb. 6.8.),
  ein mit einer Rolle versehenes gerades Messer mit auswechselbarer Klinge, bei der die Schnittiefe durch die Rolle exakt eingestellt werden kann;
  Braun-Dermatom (s. Abb. 6.12.),
  elektrisch oder mit Preßluft betrieben, schnelles Arbeiten möglich, Schnittiefe exakt einstellbar, zum Entnehmen großer Mengen besonders geeignet, da breitere Hautbahnen entnommen werden können als mit dem Humby-Messer;
  Rees-Dermatom (s. Abb. 6.9.),
  schneidet sehr gleichmäßig auch sehr dünne Transplantate, bevorzugt zur Deckung kosmetisch bedeutsamer Areale, eignet sich auch zur Abnahme von Haut am Bauch oder von konkaven Körperpartien, wo das Braun-Dermatom ungeeignet ist;
- Laserskalpell,
  Vorteile:
  gegenüber dem üblichen mechanischen oder elektrischen Messer besonders blutarm.
  Nachteile:
  Schnittiefe schlecht einstellbar, langsames Vorgehen;
- Waschmaschine für Tupfer, Kompressen zur exakten Bestimmung des intraoperativen Blutverlustes (z. B. Perometer Blood Loss Monitor);
- Extratisch zum Ausbreiten von Spalthaut;
- Mesh-graft-Dermatom;
- größere Mengen Verbandsmaterial: Gitter-

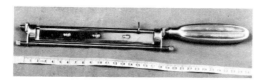

Abb. 6.8. Das Humby-Messer zum Entnehmen kleinerer Mengen von Spalthaut

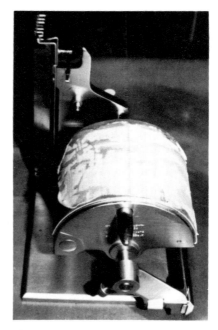

Abb. 6.9. Das Rees-Dermatom zur Gewinnung sehr dünner, gleichmäßig geschnittener Transplantate

tüll, synthetische Watte, elastische Binden, Bauchtücher.

6.5.6.3. Operative Technik

Alle Operationen an Frischverbrannten müssen als septisch angesehen werden.

Nekrosenabtragung (vertikal):
Im Gegensatz zum Debridement der ersten Wundbehandlung ist hier die Rede von der Abtragung der großen drittgradig verbrannten Flächen.
Um den 12. postoperativen Tag schrittweises Entfernen der Nekrosen, pro Operation nicht mehr als 20% verbrannter Körperoberfläche (Abb. 6.10).
Die Nekrosenentfernung (Nekrektomie) wird wahlweise mit dem Skalpell, mit dem elektrischen Messer oder mit dem Laser durchgeführt. Während das Skalpell schonender schneidet, aber mehr Blutungen setzt, die sorgfältig gestillt werden müssen, schneidet das elektrische Messer unter Entstehung von kleinen Nekrosen, wobei kleine Blutungen sofort durch Verkochen gestillt werden. Es ist also blutärmer und damit

Operative Maßnahmen

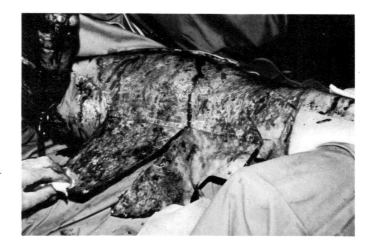

Abb. 6.10. Nekrosenabtragung. Entfernung der verbrannten Haut bis auf die Faszie, teils mechanisch durch Abziehen, teils Abtrennen mit dem elektrischen Messer

schneller. Neuerdings kann auch das Laserskalpell eingesetzt werden, das noch blutärmer arbeitet.

Die Nekrosen werden einschließlich des oft mitbetroffenen Subkutangewebes entfernt, so daß der Wundgrund des so entstandenen Empfängerbezirks aus der sauberen Faszie besteht (= vertikales Vorgehen, Abb. 6.11.). Die bei dem Vorgehen reichlich auftretenden Blutungen werden entweder in der üblichen Weise durch Verkochen gestillt oder bei großflächigen Blutungen, denen auch Gerinnungsstörungen zugrundeliegen können, sind in Wasserstoffperoxyd (H_2O_2) getränkte große Kompressen oder Bauchtücher sehr wirkungsvoll, die auf die blutenden Fläche aufgelegt und mit einigen Bindentouren provisorisch angewickelt werden. Dabei entfaltet das Wasserstoffperoxyd gleichzeitig seine desinfizierende Wirkung.

Tangentiale Nekrosenabtragung:

Außer der zuvor beschriebenen vertikalen Nekrosenabtragung besteht die Möglichkeit der tangentialen Nekrosenabtragung. Diese erfolgt zu einem früheren Zeitpunkt (4.–6. Tag nach der Verbrennung) und versucht die Krankheit damit abzukürzen und die Infektrate zu senken. Es ist bekannt, daß die tief zweitgradige Nekrose nur sehr langsam abheilt, unter bestimmten Voraussetzungen in eine drittgradige übergehen kann und zu ausgedehnten Narbenbildungen führt. Bei der tangentialen Abtragung werden

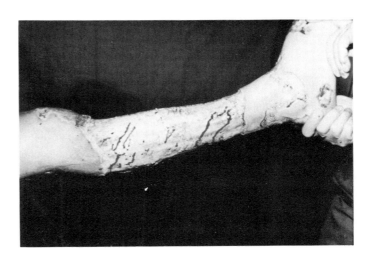

Abb. 6.11. Bis auf die Faszie abgetragene Nekrosen am Unterschenkel

durch intradermale Schnittführung die oberflächlichen Nekrosen entfernt und sofort mit Eigenhaut gedeckt. Der Blutverlust ist hierbei größer als bei der vertikalen Spätexision der Nekrose.

> **Merke:**
> Bei der Nekrosenabtragung an Extremitäten, vor allem bei der tangentialen Nekrektomie, Blutsperre anlegen.

Indikation:
Kleinere Flächen unsicherer Verbrennungstiefe (tief zweit- oder drittgradig). Man verwendet hier das Humby-Messer ohne Rolle, das dabei so flach tangential wie nötig über die Nekrose geführt wird, um soviel Gewebe fortzunehmen, bis frische punktförmige Blutungen entstehen (Stratum papillare der Epidermis). Nach flächiger Blutstillung und Säuberung erfolgt dann die sofortige Spalthauttransplantation.

Spalthautentnahme:
Etwa 55% der Körperoberfläche eines Erwachsenen stehen als Spenderflächen zur Verfügung. Im Falle von ausgedehnten Verbrennungen sind es oft weniger als die Verbrennungsflächen. So muß ein Spenderbezirk mehrfach verwendet werden.
Die Schnittiefe soll normalerweise 0,5 mm betragen. Die gereinigte und rasierte Spenderfläche wird mit Paraffin oder Fett eingerieben, damit das Messer oder Dermatom besser gleitet.

Die Haut wird straff gespannt und das Dermatom mit leichtem Druck darübergeführt und die gewonnene Spalthaut wird mit zwei feinen Pinzetten gehalten (Abb. 6.12.).
Für das Rees-Dermatom wird die Haut mit Äther entfettet, getrocknet und mit Klebstoff bestrichen. Dann wird das Dermatom aufgesetzt und die flächig anklebende Haut wird entsprechend der eingestellten Schnittiefe abgeschnitten. Schwierig ist die Spalthautentnahme am Rumpf, da für das elektrische Dermatom der Thorax zu uneben und der Bauch zu weich ist. Am Rumpf hilft subkutane Injektion von größeren Mengen physiologischer Kochsalzlösung um ein geeignetes Widerlager herzustellen. Am Bauch ist das Rees Dermatom zu verwenden. Die Entnahmestelle wird mit mehreren Lagen Gittertüll bedeckt, mit synthetischer Watte gepolstert und mit elastischer Binde komprimiert. Kompression beschleunigt die Blutstillung und unterdrückt die Narbenbildung.

> **Merke:**
> Das Entnehmen von Haut an Gelenken, Händen und aufliegenden Partien ist zu vermeiden, am Gesicht verboten. Notfalls kann der behaarte Kopf verwendet werden.

Die entnommenen streifenförmigen Spalthauttransplantate werden in einem Schälchen mit physiologischer Kochsalzlösung gesammelt. Die Transplantatschwester bereitet die frisch

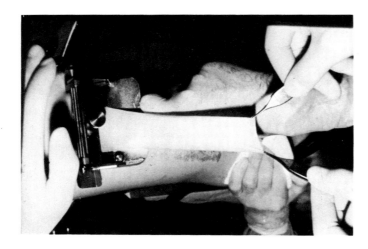

Abb. 6.12. Entnahme von Spalthaut mit dem Braun-Dermatom

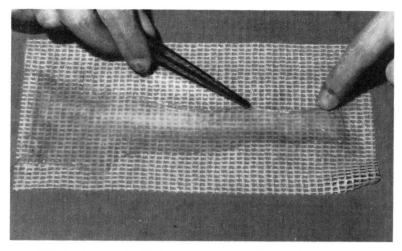

Abb. 6.13. Ausstreichen der frisch entnommenen Spalthaut auf Gittertüll

entnommene Spalthaut auf Gittertüll aus, so daß die Haut mit der Schnittfläche nach oben zu liegen kommt (Abb. 6.13.). Die Transplantate sollten so wenig wie möglich angefaßt werden, um eine Beschädigung auszuschließen. Dann wird der Gittertüll entsprechend der Spalthautgröße passend geschnitten und das vorbereitete Transplantat zwischen feuchte Kompressen gelagert.

Die Mesh-graft-Technik:

Sie findet ihre Anwendung, wenn mit einem kleinen Spalthauttransplantat ein größerer Bezirk gedeckt werden muß, z. B. wenn ausgedehnte Verbrennungsflächen bei begrenzter Spenderfläche zu transplantieren sind. Dabei wird ein Spalthautstreifen durch das Meshgraft-Dermatom zu einer dehnbaren Gitterstruktur geschnitten, die dann auseinandergezogen werden kann, um somit das dreifache ihrer ursprünglichen Spenderfläche zu bedecken (s. Abb. 6.14.).
Von den Maschen des Gitters beginnt dann eine rasche Epithelisation der freien Gitterräume (Abb. 6.15.).

Auflegen der Eigenhaut:

Die Voraussetzung für das Auflegen der Spalthaut ist absolute Wundsauberkeit und Bluttrockenheit. Selbst kleinste Sickerblutungen müssen gestillt werden, weil sie in der Lage sind, die aufgelegten Streifentransplantate von der Unterlage abzuheben und das Einheilen unmöglich zu machen.

Ist diese Bluttrockenheit nicht zu erreichen, so kann man die Mesh-graft-Technik verwenden, die ein Abfließen von Blut oder Sekret zwischen den Maschen erlaubt, ohne daß das Transplantat von der Unterlage abgehoben wird.

Nachdem die Empfängerfläche mit physiologischer Kochsalzlösung abgewaschen wurde, werden die Transplantate entsprechend dem Bedarf passend zugeschnitten und flächendeckend aufgelegt (Abb. 6.16.). Hierbei darf auch nicht das kleinste Stückchen Haut verloren gehen, denn Eigenhaut ist beim Verbrennungspatienten kostbar. Entsprechendes Vorgehen gilt für die Mesh-graft-Transplantation.

Werden die Transplantate nicht flächendekkend sondern mit Lücken dazwischen aufgelegt, entstehen Narbenstränge an den Transplantaträndern (s. Abb. 6.31.).

Auf ein Annähen der Transplantate kann verzichtet werden. Durch den Fibrinfilm haften die Transplantate auf der Unterlage ausreichend. Entschließt man sich für die *offene* Behandlungsform, so erfolgt jetzt die Entfernung des Gittertülls von den Transplantaten. Somit ist eine optimale Kontrolle möglich.

An den Extremitäten empfiehlt sich das *geschlossene* Vorgehen, um ein Ablösen und Herunterfallen der Transplantate bei unbedachten

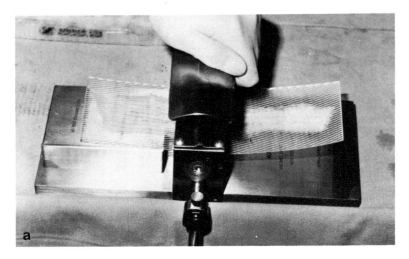
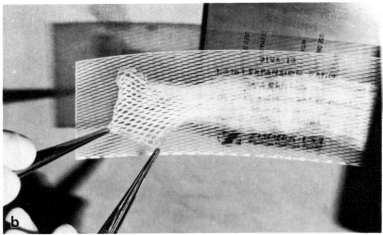

Abb. 6.14. a, b Die Herstellung von Gittertransplantaten mit dem Meshgraft-Dermatom. Die Haut bedeckt anschließend das 3–5fache Areal ihrer ursprünglichen Flasche

Bewegungen der Extremitäten zu vermeiden. Es wird folgender Verband gewählt:
Der Gittertüll, auf den die Transplantate ausgebreitet wurden, wird nicht entfernt, sondern mit aufgelegt. Es folgt eine weitere Lage Gittertüll, dann mehrschichtige Polsterung mit synthetischer Watte und Kompression mit elastischer oder halbelastischer Binde. Die Kompression verhindert das Unterbluten oder Verschieben der Transplantate. Abschließend wird Arm oder Bein durch Gipsschiene ruhiggestellt. Hierbei wird die möglichst vollständige Streckung der Gelenke gewählt, um das Einheilen nicht durch Beugung und damit Fältelung der Transplantate zu behindern und keine Narbenkontrakturen hervorzurufen.
Abschließende Hochlagerung der Extremität ist obligat.
Hat man mehr Spalthaut abgenommen als momentan benötigt wurde, so gibt es drei Möglichkeiten der *Konservierung:*
— im Kühlschrank bei $+4°$ C,
— in der Tiefkühltruhe bei $-35°$ C,
— in flüssigem Stickstoff bei $-196°$ C.
Kleine Reste werden im Kühlschrank aufbewahrt, da sich innerhalb der Lagerungsfähigkeit von 6–8 Tagen entschieden hat, ob noch Haut benötigt wird oder nicht.

Operative Maßnahmen

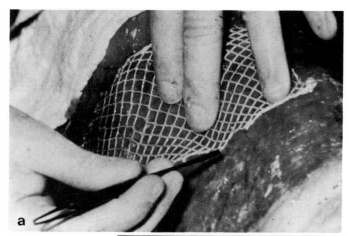

Anders verhält es sich beim Aufbewahren der Transplantate in der Tiefkühltruhe bei −35° C. Hier sind die Transplantate für 4 Monate haltbar, doch tritt ein kontinuierlicher Vitalitätsverlust ein, so daß etwa nach 3 Monaten die kritische Grenze erreicht ist.

Praktisch unbegrenzt haltbar ist die Spenderhaut lediglich im mit flüssigem Stickstoff gefüllten Container bei −196° C. Das Entnehmen und Auflegen entspricht der der Fremdhaut (s. dazu 6.5.7.).

Postoperative Maßnahmen:
Die postoperative Überwachung hat wie nach jeder anderen Narkose − nur viel intensiver − zu erfolgen. Zur Überwachung der vitalen Funktionen (ABC = Atmung, Blutung, Zirkulation) kommt die Analgesie.

Empfängerbezirke:
Die ersten Tage sind besonders wichtig, da hier aktiv eingegriffen werden muß, wenn die Transplantate sich abzuheben drohen.
Bei der offenen Behandlung werden entstehende Blasen sofort eröffnet und die darunterliegende Flüssigkeit ausgedrückt bzw. das Transplantat auf die Unterlage gepreßt (Abb. 6.17.). Blutungen müssen sofort gestillt werden, entweder durch Tabotamp oder mit Hilfe eines Thermokauters, und Koagel oder Krusten werden sorgfältig entfernt. Ein Verrutschen oder Abheben der Transplantate muß unbedingt vermieden werden. Alle 6 h werden die Transplantate mit einer Desinfektionslösung abgetupft. Ähnli-

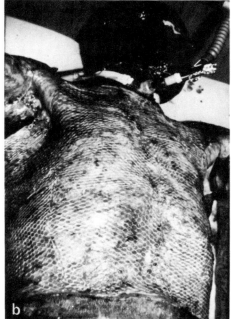

Abb. 6.15. a Ausbreiten eines Gittertransplantats (Mesh-graft) auf der Empfängerfläche, b ein mit Mesh-graft-Transplantaten bedeckter Rumpf

ches Vorgehen erfolgt bei Mesh-graft-Transplantaten, nur werden sie wegen der größeren Austrocknungsgefahr alle 2 h mit feuchten Umschlägen bedeckt, die im Wechsel mit physiologischer Kochsalzlösung oder mit Desinfektionslösung getränkt sind. Diese Maßnahmen werden 4–6 Tage lang durchgeführt, dann ist die Eigenhaut entweder eingeheilt oder zugrunde gegangen.

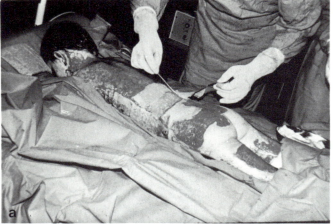
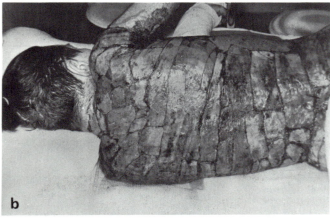

Abb. 6.16 a Flächendeckendes Auflegen von Streifenplantaten und Anmodellieren b ein mit Streifentransplantaten bedeckter Rücken

Die Transplantatpflege erfolgt nach den Regeln der aseptischen Pflegetechnik und wird in der Patientenbox durchgeführt.

Bei der *geschlossenen* Technik findet der erste Verbandswechsel nach 4–6 Tagen statt. Innerhalb dieser Zeit sollten die Transplantate eingeheilt sein.

> **Merke:**
> Ein zu frühzeitiger Verbandswechsel befriedigt nur die Neugier und gefährdet die Transplantate durch mechanische Unruhe. Infektionen machen sich auch ohne tägliche Inspektion bemerkbar.

Ist ein Transplantat abgestoßen oder zugrunde gegangen, so wird es — falls noch vorhanden — durch ein neues Transplantat ersetzt, andernfalls muß Fremdhaut aufgelegt werden.

Für den *ersten Verbandswechsel* gelten folgende Regeln:
Grundregel:
Das Ablösen der Transplantate muß unbedingt vermieden werden.

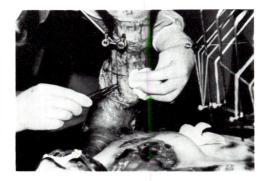

Abb. 6.17. Transplantpflege durch Andrücken eventuell abgehobener Transplantate

Operative Maßnahmen

- Vorsichtiges Entfernen der Verbände: Gittertüll mit 2 Pinzetten fortnehmen, wobei 1 Pinzette das Transplantat auf die Unterlage drückt und die andere den Gittertüll schräg zur Seite abzieht.
- Alle Blutreste und Krusten entfernen.
- Alle Blasen mit einer Schere eröffnen und vorsichtig mit senkrechtem Druck Blutflüssigkeit (Serom) ausdrücken.
- Transplantate mit physiologischer Kochsalzlösung abspülen.
- Keine Bewegung der transplantierten Extremität während des Verbandwechsels.
- Erste Lage Gittertüll faltenlos auflegen.
- Einmal aufgelegten Gittertüll nicht mehr verschieben oder hochheben.
- Synthetische Watte, elastische Binden wie beim Erstverband anlegen.

Die Verbände werden jeden 2. Tag gewechselt. Das ist für ca. 3–4 Wochen notwendig. Wenn die transplantierten Flächen komplett eingeheilt sind, kann die neue Haut mit einer Creme, z. B. Bepanthen, eingerieben werden, um sie vor Austrocknen zu schützen und geschmeidig zu halten.

Merke:
Ein Verband bewirkt
- Schutz vor Einwirkungen von außen,
- Unterdrückung von Narbenbildung durch Kompression.

Die Nachbehandlung der *Spenderbezirke* ist ebenso wichtig wie die der Empfängerbezirke, denn:
1. stellen sie Verletzungen ähnlich der zweit- bis tief zweitgradigen Verbrennung dar,
2. müssen sie bei ausgedehnten Verbrennungen mehrfach benutzt werden, um eine komplette Deckung aller Bezirke zu erreichen. Ein Infekt auf einer Spenderfläche macht aus einem zweitgradigen einen drittgradigen Gewebsschaden,
3. Spenderflächen sind äußerst schmerzhaft.

Technik der Nachbehandlung:
Nach Stillung der flächigen Blutungen durch Auflegen von Kochsalz- oder Wasserstoffperoxydumschlägen wird das restliche Blut abgetupft bzw. durch Beträufeln abgespült. Dann läßt man bei offener Wundbehandlung die Spenderflächen offen (Abb. 6.18.). Bei geschlossener Wundbehandlung werden 3–4 Lagen Gittertüll den Wundrand überlappend aufgelegt. Die Polsterung erfolgt durch mindestens 2 Lagen synthetischer Watte und die Fixation und Kompression mit halbelastischen Binden. Abschließende Ruhigstellung mit Gipsverband und Hochlagerung auf Keil, Schiene oder durch Hochhängen.

Der erste Verbandswechsel erfolgt nach 8–10 Tagen. Jeder unnötige Verbandswechsel stellt eine vermeidbare mechanische Reizung und Infektionsgefahr dar und damit Gefährdung einer weiteren Transplantatgewinnung. Nach 12–14 Tagen steht die so behandelte Spenderfläche zu einer erneuten Entnahme zur Verfügung. Bei Rissigwerden oder Austrocknen kann die abheilende Spenderfläche mit einer fetthaltigen Salbe bestrichen werden.

Diese geschlossene Behandlung erfolgt nur an den Extremitäten. Bei der offenen Behandlung, z. B. am Rumpf oder auch extendierten Extremitäten, bleibt nach Blutstillung und Abwaschen mit physiologischer Kochsalzlösung die Wunde unbedeckt. Es bildet sich ein rasch trocknender Fibrinfilm, der die Wunden bakteriendicht verschließt.

Komplikationen:
- *Transplantatlösung oder Nekrosen:*
  Beim ersten Verbandwechsel, das ist nach 4–6 Tagen, kann beurteilt werden, ob die Transplantate angegangen sind oder nicht.
  Ursachen:
  Unruhe des Patienten bei offener Behandlung; mangelnde Pflege bei der geschlossenen Behandlung; mangelnde Fixation, mangelnde Kompression, zu früher Verbandwechsel.
  Therapie:
  Ersatz innerhalb von 6–8 Tagen nach dem Erstauflegen, falls noch Reste im Kühlschrank vorhanden sind, sonst Fremdhaut verwenden.
- *Infektion:*
  Bilden sich auf den Empfängerflächen Infektionen aus mit viel schmierigem Sekret, unangenehmem Geruch unter Ablösen der Transplantate, so können diese Flächen mit einem

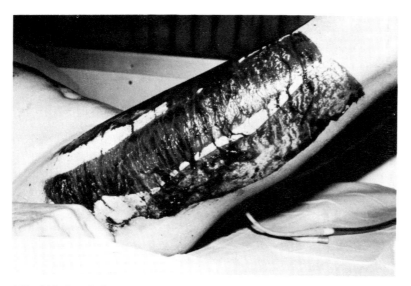

Abb. 6.18. Spenderfläche kurz nach Entnahme der Spalthaut. Die Spenderfläche bleibt bei der offenen Wundbehandlung in der dargestellten Weise offen, da das kurzzeitig nachsickernde Blut abgewischt werden kann und sich so in Kürze ein bakteriendichter Fibrinfilm auf der Wunde bildet. Der tägliche Verbandswechsel führt nur zu neuen Blutungen bei bekannter starker Schmerzhaftigkeit der Spenderflächen.

Oberflächenbehandlungsmittel (z. B. Betaisodona) bestrichen werden (Abb. 6.19.).
Beim Vorliegen von Streptokokken sind Carbenicillin- oder Penicillinumschläge nützlich.
Bei gramnegativen Erregern können Tobramycin- oder Gentamycinumschläge angewendet werden.
Die parenterale Gabe von Antibiotika ist normalerweise nicht erforderlich.

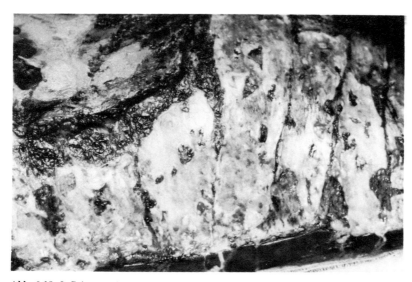

Abb. 6.19. Infizierte, mit Fremdhaut bedeckte Verbrennungsflächen

6.5.7. Fremdhautübertragung

Wir unterscheiden dabei Fremdhautübertragung von anderen Menschen, insbesondere Leichenhaut = Homotransplantation, und solche von Tieren, z. B. vom Schwein = Heterotransplantation. Die Fremdhaut spielt in der Behandlung großer Verbrennungsflächen eine wesentliche Rolle:

Die primäre Deckung von großen Verbrennungsflächen mit Eigenhaut zum Zeitpunkt der Nekrosenentfernung ist nicht zu empfehlen, da sie mit einer Vergrößerung der Wundfläche und Verlängerung der Operation verbunden ist. Da erfahrungsgemäß nie mehr als 20% der Oberfläche in einer Sitzung operativ angegangen werden soll, würde eine gleichzeitige Spalthautentnahme die Ausdehnung der Nekrosenentfernung einschränken. Das wiederum bedeutet unnötig fortbestehende Infektions- und Sepsisgefahr.

Hier tut die menschliche Fremdhaut – besonders die Leichenhaut – sehr gute Dienste:
— Sie stellt vorübergehend eine optimale biologische Wundbedeckung dar.
— Sie reinigt den Wundgrund und bereitet damit das Transplantatbett für die Eigenhaut vor.
— Sie kann zwischen 6–10 Tage belassen werden; dann erfolgt ein Fremdhautwechsel oder die Eigenhauttransplantation (Abb. 6.20.).

6.5.7.1. Vorteile der Fremdhaut gegenüber der sofortigen Eigenhauttransplantation:
— Verkürzung der Operationszeit durch Verminderung der OP-Fläche und Verminderung des Blutverlustes;
— Vorbereitung für das Empfängergebiet;
— bei begrenzter Spenderfläche kein Transplantatverlust durch Infektion, Hämatom und Serom;
— sofortige vorübergehende Wiederherstellung einer intakten Körperoberfläche auch bei unzureichenden Spenderflächen.

Bei der Gewinnung von Leichenhaut sollte die Entnahme möglichst in den ersten Stunden nach dem Tode erfolgen und im Container bei $-196°C$ aufbewahrt werden. Die aus dem Container entnommene, noch gefrorene Fremdhaut wird in steriler Kochsalzlösung aufgetaut. Sie wird auf die vorbereiteten Empfängerflächen erst aufgelegt, wenn der Patient bereits im Bett liegt, um unnötige Manipulationen oder ein Verrutschen der Transplantate beim Transport vom OP-Tisch ins Bett zu vermeiden.

Sollen die Transplantate z. B. an den Extremitäten offen behandelt werden, müssen Extensionen angebracht werden (s. Abb. 6.26.). Nachdem die Fremdhaut aufgelegt ist, wird der die Transplantate bedeckende Gittertüll entfernt. Die Verbandanordnung der geschlossenen Behandlung entspricht der bei der Eigenhauttransplantation.

6.5.7.3. Typisierte Fremdhaut

Es handelt sich hierbei um Fremdhaut, deren immunologische Eigenschaft (Antigene) ausgetestet und bestimmt wurden. Entsprechend den Vorbereitungen zur Organtransplantation wird nun auch der Empfänger getestet. Dann wird die Fremdhaut übertragen, die immunologisch am besten zum Empfänger paßt (sogenanntes Cross match). Voraussetzung dafür ist eine Hautbank mit möglichst vielen unterschiedlichen Antigenmustern der Fremdhaut. Der Vorteil gegenüber der nicht typisierten Fremdhaut ist die weit hinausgezögerte Abstoßungsreaktion, d. h. die Verweildauer der Transplantate ist länger. Die Fremdhaut muß nicht so oft gewechselt werden, die Zahl der Operationen ist geringer.

Die Anwendung von typisierter Fremdhaut in der Praxis ist allerdings sehr aufwendig und gegenüber den Homotransplantaten nicht effektiv genug.

6.5.7.3. Das Heterotransplantat

Tierhaut hat eine noch kürzere Verweildauer als menschliche Leichenhaut, denn sie muß spätestens nach 4 Tagen gewechselt werden, außerdem ist sie sehr kostspielig. Von Vorteil ist, daß sie meist leichter zu beschaffen ist als Leichenhaut. Man verwendet im allgemeinen Schweinehaut.

6.5.7.4. Das Allotransplantat

Kunsthaut (z. B. Aeroplast) wird bislang mehr für umschriebene Verbrennungswunden verwendet; sie muß täglich gewechselt werden.

Phase der Verbrennungskrankheit

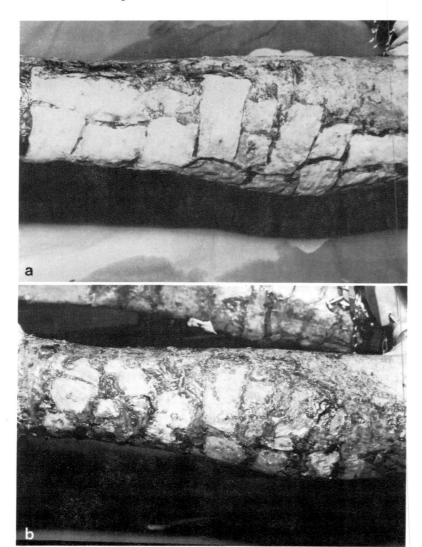

Abb. 6.20. **a** Fremdhauttransplantate nach 4 Tagen, **b** nach 8 Tagen: die Fremdhaut muß gewechselt werden

6.6. Spezielle Behandlung bestimmter Bezirke

6.6.1. Gesicht

Was muß man beachten?
- Das Gesicht ist der wichtigste kosmetische Bezirk.
- Der Gesichtsausdruck ist der Hauptbestandteil unserer Mimik.
- Das Gesicht hat eine erhebliche Ödemneigung (z. B. Larynxödem oder Lidödem; Abb. 5.2.).
- Offene Behandlung, da kein optimaler Verband möglich: Film aus geronnenem Fibrin ist der beste Verband.
- Haare rasieren; Augenbrauen dürfen niemals rasiert werden, da sie nicht nachwachsen.
- Frühe Intubation bzw. Tracheotomie, vor allem, wenn durch die Vorgeschichte oder

die Kehlkopfinspektion der Verdacht auf Flammeninhalation besteht (s. auch 6.2.1.2.).
- Zweitgradige Verbrennungen heilen immer spontan aus; drittgradige müssen so rasch wie möglich abgetragen und transplantiert werden = Frühexzision.
- Als Spalthaut ist dicke Spalthaut zu wählen, da kosmetisch befriedigender als dünne.

6.6.2. Nase

Infektionen zweitgradig verbrannter Bezirke sind unbedingt zu vermeiden, weil sie zu einer Schädigung des Knorpels führen. Ist eine Schädigung eingetreten, sind Deformierungen unvermeidbar. Die Behandlung ist konservativ. Krusten aus den Nasenlöchern entfernen, sie behindern die Atmung.
Später: plastische — kosmetische Eingriffe oft erforderlich.

6.6.3. Ohren

Sie werden oft drittgradig beschädigt, da es sich um mit dünner Haut bedeckte Knorpelstrukturen handelt. Hier gilt das über die Nase gesagte. Es empfiehlt sich, das Ohr mit Gittertüll zu bedecken, um es vor dem Austrocknen zu bewahren. Ein Streifen muß auf die Rückseite des Ohrs zwischen Muschel und Kopfhaut gelegt werden, um ein Ankleben und ein Miteinanderverwachsen zu vermeiden. Der Gittertüll sollte mit PVP-Jod bestrichen werden. Bei geschlossenem Gehörgang nicht mit Instrumenten hineingehen. Erst mit dem Ohrenspiegel hineinschauen.
Ist der Knorpel befallen, so muß der zerstörte Bezirk sofort total entfernt werden. Schwere Deformierungen sind oft unvermeidbar. Dankbares Gebiet für plastische Eingriffe (Abb. 6.21.).

6.6.4. Augen

Primär werden Augen selten verletzt, da sie durch den Lidreflex geschützt sind. Auch die Augenlider sind relativ selten befallen. Ein Zerstören der Augenlider bzw. eine narbige Schrumpfung ist folgenschwer, weil sie den

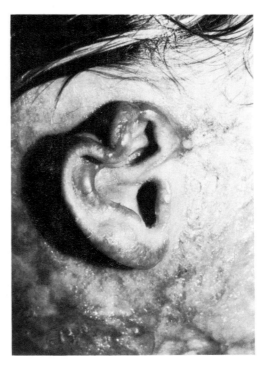

Abb. 6.21. Drittgradig verbrannte Ohrmuschel mit Knorpelzerstörung

Lidschlag verhindert, sodaß die Hornhaut austrocknet. Dann entwickeln sich rasch Hornhautgeschwüre mit Verlust des Auges.
Ein Verlust des Auges kann auch durch Eintritt elektrischen Stroms bei elektrischer Verbrennung entstehen (Abb. 6.22.).

Therapie:
- Häufiges Säubern von Sekret bzw. Krusten, Weichhalten durch Augensalbe oder Paraffin.
- Wenn das Auge feucht verbunden wird, häufig kontrollieren, um Austrocknung zu vermeiden.
- Das posttraumatische Ödem bewirkt für die ersten 2–3 Tage einen Verschluß des Auges, daher Säubern der Lidspalte, damit keine Krusten entstehen

Merke:
Bei Verbrennungen der Augenregion auf vollständigen Lidschluß achten — Austrocknungsgefahr!

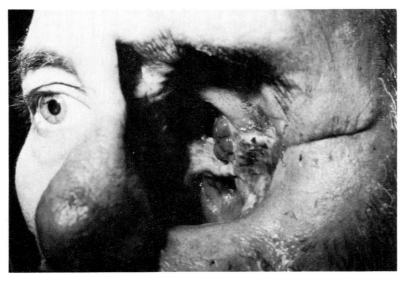

Abb. 6.22. Stromeintrittmarke bei Hochspannung mit Verlust eines Auges

Bei drittgradigen Verbrennungen der Lider rasch mit *Vollhaut* transplantieren.

6.6.5. Kopfhaut

Drittgradige Verbrennungen der Kopfhaut sind selten. Nach dem Rasieren der Haare wird die Behandlung offen durchgeführt. Handelt es sich um eine isolierte umschriebene Verletzungsfolge, so ist die Frühexzision mit sofortiger Spalthautdeckung anzustreben. Eine Entzündung oder Austrocknung in diesem Bereich würde die Tabula externa der Schädelkalotte in Mitleidenschaft ziehen. Liegt die Kalotte frei oder ist ihre Oberfläche verbrannt, kann folgendermaßen vorgegangen werden: oberflächliches tangentiales Abmeißeln oder Abschleifen, bis vitaler Knochen erreicht ist, d. h. bis Blutpünktchen entstehen. Dann werden mit einem Bohrer im betroffenen Bezirk dicht nebeneinander liegende Löcher in die Tabula externa gebohrt, so daß aus den darunter liegenden gefäßführenden Schichten heraus Granulationen entstehen (Abb. 6.23.).

Der tote oberflächliche Knochen (Tabula externa) wird so revitalisiert oder sequestriert, ohne daß es zu einem Fortschreiten als Schädeldachosteomyelitis kommt. Bereits einen Monat nach dem Bohren der Löcher kann der demarkierte tote Knochen entfernt und der Defekt mit der Spalthaut transplantiert werden (Abb. 6.24). Spätere plastische Maßnahmen sind möglich.

6.6.6. Extremitäten

Allgemeine Richtlinien:
- Hochlagern ist obligat;
- bei offener Behandlung Aufhängen an Kirschnerdrahtextension.

Arm: Drahtextension durch distalen Radius und Ulna, daran Arm so aufhängen, daß Ellbogen fast gestreckt und der Arm im Schultergelenk abduziert ist zur Vermeidung von Narbenkontrakturen (Abb. 6.25.).

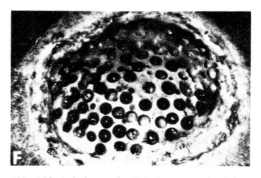

Abb. 6.23. Anbohrung der Tabula externa der Schädelkalotte zur Anregung von Granulationen

Spezielle Behandlung bestimmter Bezirke

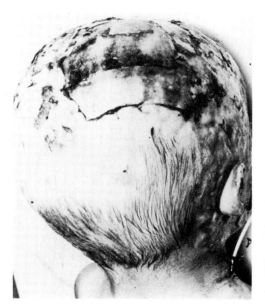

Abb. 6.24. Nach Granulation des knöchernen Defektes erfolgt Spalthauttransplantation auf der Schädelkalotte

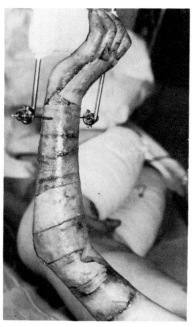

Abb. 6.25. Am BÖHLER-Bügel aufgehängter Arm nach Spalthauttransplantation

Bein: suprakondyläre + Calcaneus-Drahtextension; dabei ist darauf zu achten, daß auch hier die Gelenke möglichst gestreckt stehen, zur Vermeidung von Kontrakturen und zum besseren Abheilen der Transplantate im Gelenkbereich. Außerdem Spitzfußstellung verhindern (Abb. 6.26.).

– Bei geschlossener Behandlung Vorgehen wie bei „Anlegen des Verbandes" (s. 6.4.2.2.). Wunde einschichtig mit Gittertüll bedecken, Faltenbildungen und zirkuläre Bahnen vermeiden. Beim Anlegen des Verbandes am Bein dieses mit sterilem Handschuh hochhalten. Die Ruhigstellung des Beines erfolgt in einer langen Gips-U-Schiene (Kniegelenk maximal 10° gebeugt, oberes Sprunggelenk 90° dorsal flektiert).

Der Arm wird in langer dorsaler Gipsschiene von den Fingergrundgelenken bis zum proximalen Oberarm reichend in Streckstellung aller Gelenke ruhiggestellt. Bei Beteiligung der Axilla ist das Abspreizen des Armes wichtig, um Kontrakturen zu vermeiden. (Abb. 6.34.).

– Bei zirkulären drittgradigen Verbrennungen müssen Entlastungsschnitte in Längsachse der Extremitäten angebracht werden, um die Kompression durch den Verbrennungspanzer zu beheben, d. h. Gefäße und Nerven zu entlasten.

– Operationen an den Extremitäten sollten möglichst in Blutsperre durchgeführt werden.

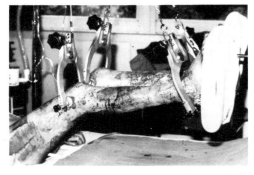

Abb. 6.26. An Drahtextensionen aufgehängte Beine, am Oberschenkel oberhalb der Kondylen, am Unterschenkel durch das Fersenbein zur Durchführung einer offenen Wundbehandlung

6.6.7. Hand

Unabhängig von der Bedeutung der Größe der Verbrennungsfläche hat die Verbrennung der Hand ihre speziellen Eigenheiten:
- Das enge räumliche Nebeneinanderliegen von Haut, Muskeln, Sehnen, Bändern und Nerven bringt oft entsprechende Mitverletzungen.
- Wird die Spontandemarkierung der tiefen Verbrennung abgewartet, ist der Sehnenapparat oft zerstört.
- Zirkuläre Verbrennungen unterbrechen die Blutzirkulation und führen zur Ischämie mit nachfolgender Gangrän.
- Erhebliche Ödemneigung führt ebenfalls zu Durchblutungsstörungen.
- Lange Ruhigstellung bedeutet Einsteifung.
- Drittgradige Verbrennungen der Handinnenfläche sind selten, meist ist die Haut auf der Streckseite der Hand befallen. Dadurch kommt es ohne Schienung sehr rasch zu Kontrakturen in folgender Stellung:
Dorsalflexion im Handgelenk,
Überstreckung im Grundgelenk,
Beugung der Mittel- und Endgelenke.
Diese Stellung der Mittel- und Endgelenke ist schon nach wenigen Tagen unkorrigierbar, während die Grundgelenke nicht so empfindlich sind.
- Gefahr der Schwimmhautbildung bei einander gegenüberliegenden Verbrennungsflächen, vor allem in den Zwischenfalten der Finger. Besonders gravierend ist die Daumenadduktionskontraktur.

Therapie:
- Entlastungsschnitte bei zirkulären tiefen Verbrennungen (s. Abb. 6.1.).
- Hochhängen in entsprechend gefaltetem Tuch, falls Finger nicht befallen sind (Abb. 6.27.).
- Wenn die Finger verbrannt sind, offene Behandlung in der sog. „Heugabelschiene" (Abb. 6.28.).
- So lange wie möglich aktive Bewegungsübungen; die abtrocknenden Nekrosen machen die Beweglichkeit in wenigen Tagen unmöglich (daher rasche OP).
- Exakte Schienung der Hand in leichter Dor-

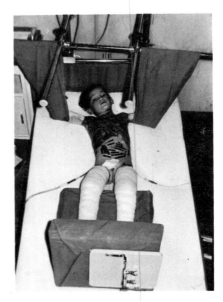

Abb. 6.27. In gestreckten Tüchern hochgehängte Arme

salkippung im Handgelenk bei maximaler Flexion im Grundgelenk und Streckstellung in Mittel- und Endgelenk (Abb. 6.29.).
So bleibt die Funktion der Hand weitgehend erhalten, die Strecksehnen verkleben nicht und die Seitenbänder können nicht schrumpfen.
- Abspreizung der Finger durch entsprechende Polsterung der Zwischenfingerräume im Verband oder bei offenem Aufhängen in gespreizter Stellung zur Vermeidung der Schwimmhautbildung.
- Frühe Nekrosenentfernung und Transplantation von Spalthaut (evtl. tangentiale Abtragung, um so rasch wie möglich wieder mobilisieren zu können).

> **Merke:**
> 8 Tage Immobilisation bedeutet einen schweren irreparablen Funktionsverlust einer verbrannten Hand. Die offene Nachbehandlung und sichere Schienung ist in der „Heugabelschiene" leicht durchführbar (Abb. 6.28.).

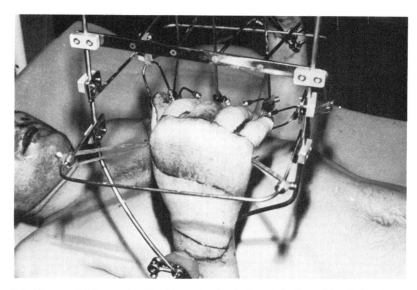

Abb. 6.28. Die Heugabelschiene zur Fixierung der Hand in optimaler Stellung bei offener Wundbehandlung. Hier nach Spalthauttransplantation

6.6.8. Rumpf

Zirkuläre Verbrennungen bedürfen im Thoraxbereich der längsgerichteten Entlastungsschnitte, um die mechanisch behinderte Atmung zu befreien. Das Anlegen von zirkulären schnürenden Verbänden ist zu vermeiden, da Gefahr der Ateminsuffizienz und des Wärmestaus. Zur Pflegeerleichterung zirkulärer Verbrennungen des Rumpfes wird der Patient am besten in einem Stryker-Bett gelagert, das um 180° gewendet werden kann, und offen behandelt (Abb. 6.30.).

6.7. Narben und Kontrakturen

6.7.1. Häufigkeit

— Zweitgradige Verbrennungen heilen im allgemeinen folgenlos ab. Ausnahme: Patienten, vor allem Kinder, mit Neigung zu Keloiden = überschießende Narbenbildung.
— Tief zweit- und drittgradige Verbrennungen hinterlassen immer Narben.
— Auch transplantierte Bezirke neigen zu Schrumpfung und Pigmentstörung, und zwar um so mehr, je dünner das Transplantat gewählt ist.
— Werden Transplantate nicht flächendeckend, d.h. mit freien Zwischenräumen, gelegt, entstehen Narbenzüge an den Transplantaträndern (Abb. 6.31.).
— Infizierte Verbrennungsflächen heilen ebenfalls unter Narbenbildung.
— Narbenzüge, die über Gelenke verlaufen, führen zu Kontrakturen.

Seitenansicht der Handschiene

Abb. 6.29. Korrekte Fingerschiene. Daumenabduktion, Beugung in den Fingergrundgelenken. Streckung im Mittel- und Endgelenk

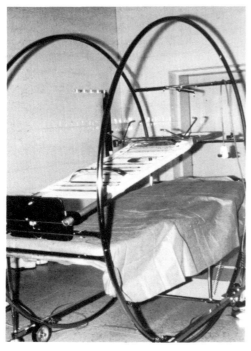

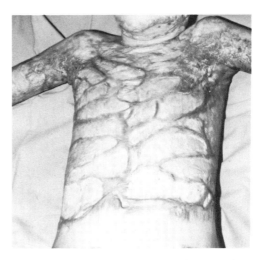

Abb. 6.31. Narbenstränge im Bereich der Transplantaträder nach nicht flächendeckenden Transplantaten

Abb. 6.30. Das Stryker-Bett zum Wenden des Patienten bei zirkulären Verbrennungen des Rumpfes. Der Patient wird nach der Sandwichtechnik zwischen den beiden Liegeflächen beim Umwendevorgang fixiert

6.7.2. Phasen der Narbenbildung

Eine Narbe macht mehrere Entwicklungsphasen durch: zuerst ist sie rosarot, flach und schmal, dann wird sie bläulichrot, erhaben, derb und unverschieblich und schließlich wird sie weiß, flach und weich.

Je jünger der Patient, um so größer die Neigung zu überschießender Narbenbildung (Keloide); darum vor allem bei Kindern sehr ausgeprägt (Abb. 6.32.).

Sehr ausgeprägt ist die Narbenbildung nach tief zweitgradigen Verbrennungen; Maximum nach 3 Monaten mit starker Schrumpfungsneigung. Hierbei kommt es zu ausgedehnten Kontrakturen. Dieser Prozeß dauert durchschnittlich 1–2 Jahre. Bei Kindern ist diese Tatsache besonders verhängnisvoll, weil der Körper gegenüber der schrumpfenden Haut wächst, sodaß der Prozeß der Kontrakturentstehung über die ganze Wachstumsphase verlängert wird (Abb. 6.33.).

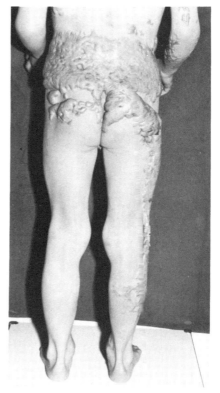

Abb. 6.32. Überschießende Narbenbildung (Keloide), vor allem bei Kindern

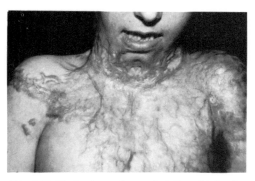

Abb. 6.33. Narbenkontrakturen bei überschießender Narbenbildung nach Verbrennungen am Hals

6.7.3. Prophylaxe

— Lagerung von Rumpf und Extremitäten in Funktionsstellung;
— frühe intensive krankengymnastische Bewegungstherapie — falls aktive Übungen — so lange wie möglich und Fortführung als passive, „geführte" Bewegung;
— rasches Transplantieren, vor allem im Gelenkbereich, verkürzt die Zeit der Immobilisierung;
— Kompressionsbandagen (Jobst-Elastikbandagen).

6.7.4. Lagerung (s. Abb. 6.34)

> **Allgemeine Regel:**
> Hochlagerung ist obligat, sei es durch Lagerung auf Schiene, schrägem Keil, Hochhängen an Extensionen oder speziell gefalteten Tüchern.

Kopf: Im Nacken zurückgeneigt zur Verhinderung der Beugekontraktur des Halses (Abb. 6.33.);

Hals: bei Verbrennungen des Halses, Kopf nach beiden Seiten drehen und neigen. Hilfreich ist das Umdrehen des an der Wand stehenden Bettes, es zwingt den Patienten, den Kopf in wechselnde Richtungen zu wenden;

Arme: Im Schultergelenk um 90° abduziert (Vermeidung der Adduktionskontraktur) und im Ellbogengelenk gestreckt und supiniert lagern (Vermeidung von Beuge- und Pronationskontraktur, s. Abb. 6.35.);

Hand: s. 6.6.7.;

Hüfte: gestreckt und abduziert, zur Vermeidung der Flexions- und Adduktionskontraktur;

Knie: gestreckt, vor allem bei Verbrennung der Kniekehle (Vermeidung der Beugekontraktur);

Füße: im oberen Sprunggelenk in 90° auf gepolsterter Fußstütze bei freiliegender Ferse zur Vermeidung von Spitzfuß- und Fersendekubitus.

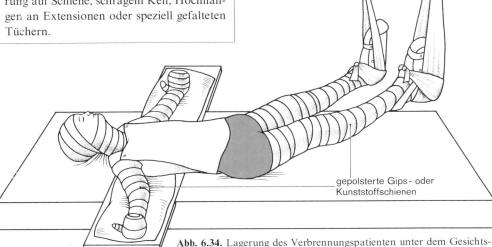

Abb. 6.34. Lagerung des Verbrennungspatienten unter dem Gesichtspunkt der Kontrakturprophylaxe

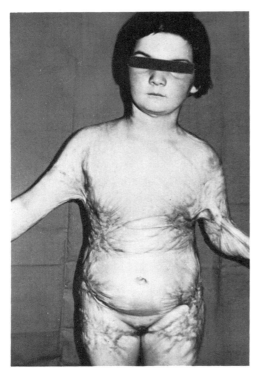

Abb. 6.35. Adduktionskontraktur der Schulter und Beugekontraktur des Ellbogengelenks bei einem Kind

> **Merke:**
> Die von der üblichen Mittelstellung der Gelenke abweichende Ruhigstellung der Extremitäten wird nur dann eingenommen, wenn durch Gelenkverbrennungen Narbenzüge drohen.

6.7.5. Krankengymnastische Maßnahmen

Aufgaben:
- Kreislauf- und Atemtraining,
- Verhütung von Kontrakturen der Haut,
- Prophylaxe der Inaktivitätsatrophie von Bändern, Sehnen, Muskeln und Knochen.

Vorgehen:
3mal täglich Atemgymnastik dient der Anleitung zu eigener Aktivität. Die Schwester muß hier mithelfen, indem sie den Patienten stündlich zu tiefem Atem auffordert bzw. Hilfestellungen gibt.

Das Durchbewegen der Gelenke in verbrannten Bezirken erfolgt mindestens 3mal täglich, möglichst als aktive Bewegung. Es beginnt sofort nach der Aufnahme und wird während der Zeit der Bedeckung der Verbrennungsflächen mit Fremdhaut fortgeführt. Lediglich nach der Eigenhauttransplantation ist für ca. 10 Tage Pause, damit die Transplantate gut einheilen.

Die Übungen werden im allgemeinen im Bett ausgeführt. Bei starken Schmerzen sowie drohenden oder bereits eingetretenen Kontrakturen empfiehlt sich das Üben in der Schmetterlingsbadewanne. Zuvor Analgetikum geben!
Die offene Transplantatbehandlung erleichtert das Üben; bei dicken Verbänden ist die Bewegungstherapie unmöglich. Hierzu muß mindestens ein Teil der Verbände entfernt werden, was umständlich und schmerzhaft ist.

> **Merke:**
> Die mehrmals täglich durchgeführte krankengymnastische Übungsbehandlung ist der Grundstein der Rehabilitation; stündlich selbsttätige Bewegungsübungen sind obligat.

Zu diesem Zweck muß die Schwester nach Rücksprache mit der Physiotherapeutin den Patienten zu Bewegungsübungen motivieren und ihm evtl. assistieren.
Wichtig ist, daß der Patient lernt, sich selbst zu versorgen (Essen, Trinken, Stuhlgang, Mund- und Körperpflege).

> **Merke:**
> Das kleine Erfolgserlebnis stabilisiert das seelische Gleichgewicht und motiviert den Patienten zu eigener Aktivität.

Bei bereits eingetretenen oder drohenden Kontrakturen müssen die am Tag erreichten Ergebnisse in der Nacht durch individuell anmodellierte Nachtschienen gehalten werden (s. auch 9.).
Der Patient soll *aufstehen:*
- sobald der Allgemeinzustand es erlaubt;
- bei Verbrennungen der unteren Extremität: wenn keine offenen Stellen mehr vorhanden sind und die Transplantate belastungsfähig sind;

- wenn die Muskulatur gekräftigt ist, d. h. 2–3 Wochen nach Eigenhauttransplantation;
- tägliches Sitzen im Stuhl vor dem Bett dient der Vorbereitung zum Aufstehen.

Merke:
Vor dem Aufstehen Beine wickeln! Noch besser Kompressionsstrümpfe.

Bei Verbrennungen der Hand wird bis zur Nekrosenabtragung geübt. Nach Eigenhauttransplantation ist eine Ruhephase von 10 Tagen nötig, dann erfolgt intensive krankengymnastische Behandlung möglichst im Handbad.

Merke:
Bei der drittgradig verbrannten Hand erhöht sich die Verletzungsgefahr für die transplantierten Flächen durch das Fehlen der Schutzsensibilität. Daher Sichtkontrolle wichtig!

Sobald die großen Verbrennungsflächen transplantiert sind und keine Infektionsgefahr oder vital bedrohende Komplikationen mehr bestehen, sollte der Patient aus der Schwerverbranntenabteilung auf eine Leichtverbranntenstation oder eine andere Station verlegt werden.

7. Infektionsbekämpfung

Der Schwerbrandverletzte stirbt nicht mehr am Schock, sondern an der Infektion bzw. an der Sepsis.

Die großen offenen Wundflächen mit ihrem Serumexsudat stellen den idealen Nährboden für Keime dar. Die Kontamination dieser Flächen mit Keimen ist trotz aller Maßnahmen unvermeidlich und stört die Heilung nicht, wenn der Körper ausreichend über Abwehrstoffe verfügt. Bei hoher Virulenz der Keime oder Abwehrschwäche des Körpers ist das Gleichgewicht gestört — es kommt zur lokalen Infektion und davon ausgehend zur generalisierten Infektion mit Sepsis.

> **Merke:**
> Infektionsverhütung ist eine Kardinalforderung in der Behandlung des Schwerverbrandverletzten.

7.1. Prinzipien der Infektionsbekämpfung

- Unterbindung von Keimverschleppung zum Patienten,
- Beseitigung von Erregerquellen,
- Anwendung von lokalen Antiseptika und Chemotherapeutika,
- Unterstützung der körpereigenen Abwehrmechanismen.

7.1.1. Unterbindung von Keimverschleppung zum Patienten

Die räumlichen Voraussetzungen zur Isolierung des Patienten sind bereits früher besprochen (s. 3.1.). Räume mit hoher Keimbesiedlung wie Operationssaal und Patientenbox erhalten niedrigeren Luftdruck gegenüber der übrigen Abteilung, damit Keime nicht beim Öffnen der Türen herausgewirbelt werden (Schiebetüren!).

Glatte Wände und Vorhänge hinter Glas sind weitere Maßnahmen. Alles auf der Verbrennungsabteilung benötigte Material wird in einer Materialschleuse mit UV-Licht entkeimt.

Das Pflegepersonal betritt die Verbrennungsabteilung durch Schleusen. Hier wird die Straßenkleidung gegen OP-Kleidung ausgewechselt.

Vor Betreten der Patientenbox werden zusätzlich ein steriler Kittel, Mundschutz und Überschuhe angezogen, die nach jedem Verlassen der Box beseitigt werden.

Der Patient liegt ohne Bekleidung auf sterilem Schaumstoff, der mit sterilen Einmaltüchern oder Frotteetüchern bedeckt ist (Abb. 6.2.).

Besuchern — auch Angehörigen — ist das Betreten der Verbrennungseinheit verboten. Sie können von einer Besucherbühne aus durch eine Glasscheibe mittels einer Gegensprechanlage Kontakt mit dem Patienten aufnehmen.

Die lokalen Behandlungsmaßnahmen am Patienten dienen nicht nur der Beseitigung der Keime von außen (Luft, Pflegepersonal), sondern auch der Keime des Patienten aus Nasen-Rachen-Raum oder Analregion, die durch Autokontamination auf die Verbrennungsflächen gelangen.

Wichtig ist das tägliche Abduschen des Patienten im Bad, wobei jeder Patient seine eigene Badetrage hat. Das Eintauchen des Patienten in eine Wanne stellt ein großes Infektionsrisiko da und ist daher zu vermeiden. Das Badeteam trägt ebenfalls sterile Kittel und Schutzhandschuhe. Nach jeder Benutzung wird das Bad desinfiziert.

> **Merke:**
> Die mit großer Disziplin durchgeführte aseptische Pflegetechnik ist eine vitale Notwendigkeit für den Patienten; ihre Unterlassung kann für ihn den Tod bedeuten.

7.1.2. Beseitigung von Erregerquellen

Sie dient ebenfalls dem Ziel, die Kontamination des Patienten mit Hospitalkeimen zu unterbinden. Da es sich um sehr resistente Keime handelt, sind sie für den Patienten lebensgefährlich. Problemkeim Nr. 1 ist hier der Pseudomonas, der auch als Indikator der Kontamination des Patienten mit Keimen der (Hospital-) Umgebung gilt. Gleichzeitig zeigt sein Verschwinden die Wirksamkeit von Raumdesinfektionen an.

Maßnahmen:
— tägliche Reinigung der ganzen Abteilung mit einem Desinfektionsmittel;
— Entkeimung der Reinigungsgeräte bzw. Verwendung als Einmalgerät;
— Desinfektion der Abwasserleitungen in den Waschbecken und Badewannen (hartnäckige Bakterienreservoirs) und Einbauen von Sperrventilen, um Ausguß mit Desinfektionslösung füllen zu können;
— tägliche Desinfektion der Geräte am Patienten (Beatmung, Monitor, Stethoskop, Blutdruckmanschetten, Vernebler);
— regelmäßige Entkeimung der Patientenbox nach jedem Patientenwechsel durch Versprühen einer Desinfektionslösung im Mikro-Jet;
— Versprühen einer 3%igen Desinfektionslösung im Aufnahmeschockraum und Bad nach jedem Patientenkontakt.

7.1.3. Anwendung von lokalen Antiseptika und Chemotherapeutika

> **Merke:**
> Nachlässigkeit in der Asepsis kann durch Antibiotika nicht kompensiert werden.

Jede Verbrennungswunde ist trotz aller Bemühungen innerhalb der ersten 24 h kontaminiert. Dabei handelt es sich in einem Drittel der Fälle um Pseudomonas. Die gramnegativen Keime (Pseudomonas, Klebsiellen, Proteus, Koli, Enterobacter) stellen die größte Gruppe dar. Die früher dominierenden Staphylokokken sind verdrängt. Neue, früher harmlose Keime sind nun pathogen (z. B. Citrobacter oder Serratia marcescens).

> **Merke:**
> Ursache dieses Erregerwandels mit zunehmende Resistenz ist in erster Linie die unkontrollierte Anwendung hochpotenter Antibiotika.

Zum richtigen Zeitpunkt das richtige Mittel anzuwenden, ist beim Verbrennungspatienten besonders schwierig, denn jede Verbrennungsfläche ist auf die Dauer mit Keimen kontaminiert. Aber nicht alle kontaminierten Keime müssen auch pathogen sein. Trotz Oberflächenbehandlungsmitteln wird selten Keimfreiheit erreicht.

Wann werden die auf der Wunde angesiedelten Keime pathogen?
Erhöhte Temperaturen sind in der Phase der Verbrennungskrankheit obligat und sind als Hinweis auf eine sich ausbreitende Infektion untauglich. Das Warten auf positive Blutkulturen bedeutet, daß man mit der Antibiotikaanwendung häufig bis zur sich manifestierenden Sepsis warten müßte. Das ist zu riskant. Somit müssen Zahl und Art der auf der Verbrennungsfläche gezüchteten Erreger täglich beobachtet werden, um mehr oder weniger prophylaktisch Antibiotika einzusetzen. Die Größe der Verbrennungsflächen, der Allgemeinzustand, Einschätzung der Abwehrsituation des Patienten durch die Fähigkeit zur Fieberbildung und die Laborwerte (Thrombozyten, Leukozyten, BKS, Quick-Wert) können dem klinisch Erfahrenen bestenfalls Hinweise geben. Eine diagnostische Methode zur Bestimmung des Therapiebeginns gibt es bislang nicht. Häufig steht die Resistenz selbst gegen hochwirksame Antibiotika am Ende dieser Schwierigkeiten.

Weitere wichtige Erreger sind die hämolysierenden Streptokokken, da sie überlebende Epithelzellen töten und Hauttransplantate zerstören. Bei ihrem Vorhandensein auf den Empfängerflächen sind Spalthautdeckungen erfolglos. Penicillin- oder Carbenicillinumschläge sind zur Beseitigung erfolgreich.

7.1.3.1. Kriterien einer effektiven Antibiotikaanwendung

- Ständige Erregerkontrollen und Resistenzbestimmungen, überprüft durch Abstrichkontrollen von Verbrennungsflächen, Nasen-, Rachen-, Tracheal- und Analregion, mindestens einmal pro Woche.
- Sichtbarmachen des aktuellen Erregerspektrums auf einer Schautafel durch farbige Erregersymbole (Abb. 7.1.).
- Ausreichende Dosierung und Überprüfung durch Gewebespiegelbestimmung.
- Beachtung von Nebenwirkungen und Höchstdosierungen.

7.1.4. Unterstützung der körpereigenen Abwehrmechanismen

Beim Schwerbrandverletzten ist das beim Gesunden natürliche Gleichgewicht zwischen Erreger und Wirt auch dadurch gestört, daß die Abwehrmechanismen geschwächt oder lückenhaft sind.

Normale Infektabwehr:

mechanisch = intakte Haut und Schleimhaut;
chemisch = saurer PH der Haut, des Magensaftes und des Vaginalsekrets;
mikrobiell = Coliflora des Darmes;
zellulär = Mikrophagen = Leukozyten, Makrophagen = Retikulum-, Endothelzellen, Histiozyten + Monozyten und Lymphozyten;
Serumantikörper = spezifische (Antigen-Antikörper-Mechanismus), unspezifisch (Gammaglobuline).

Unspezifische Abwehrmechanismen:
- guter Allgemeinzustand,
- gute Ernährung,
- gutes Körpertraining.

Als Versuch einer spezifischen Behandlung gilt z. B. die passive Immunisierung gegen Pseudomonas mit Hyperimmunserum.

7.2. Entstehung von septischen Komplikationen

Eine Verbrennungswunde kann nie 100%ig steril gehalten werden. Wesentlich ist es, die Keim-

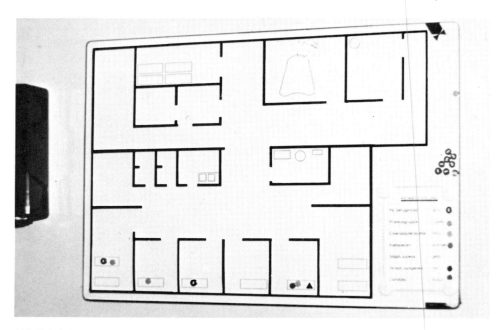

Abb. 7.1. Schautafel des aktuellen Erregerspektrums

zahl zu reduzieren. Die Oberflächenbehandlungsmittel und die körpereigenen Abwehrmechanismen versuchen das. Vermehrt sich die Zahl der Keime rapide auf über 100 000 pro g Gewebe, so kommt es zu einer Wundinfektion. Dabei gelangen die Keime in die Filter des Lymphsystems und werden von den Phagozyten abgefangen. Werden auch die Lymphknoten überrollt, so gelangen die Keime über den Ductus lymphaticus in das Blut und erzeugen eine Bakteriämie mit Leukozytose, Temperaturanstieg (meist als Schüttelfrost) und allgemeinem Krankheitsgefühl. Hält der Bakterienstrom an, werden die Filterstationen der Leber, Milz und auch der Lunge und Niere aktiv. Außerdem werden die zirkulierenden Phagozyten (Leukozyten und Monozyten) eingeschaltet. Weiter kommen Antikörperreaktionen hinzu. Schließlich kommt es zu einer Überforderung der Abwehrmöglichkeit und damit zur Septikämie = Sepsis. Handelt es sich um gramnegative Erreger, so kommt es durch die massive Ausschwemmung der Bakterienendotoxine zum *Endotoxinschock = septischen Schock. Es besteht höchste Lebensgefahr!*

Symptomatik:
— Temperatur rasch ansteigend,
— Puls erhöht,
— Atemfrequenz erhöht,
— PO_2 erniedrigt,
— Blutdruck erniedrigt,
— Urinausscheidung vermindert,
— Peristaltik vermindert (paralytischer Ileus),
— Schleimhaut zyanotisch,
— punktförmige Hautblutungen (Petechien),
— Leukozyten erniedrigt,
— Thrombozyten erniedrigt,
— Gerinnungsfaktoren erniedrigt,
— Erythrozyten erniedrigt,
— ZVD erniedrigt,
— Sensorium eingetrübt.

Mögliche Ursachen überprüfen:
Lunge, Dauerkatheter, Venenkatheter, Infektion der Verbrennungsflächen.

7.3. Mikrobiologische Überwachungsmaßnahmen

Patient:
— bei Aufnahme: Nasen-, Rachen-, Wund- und Analabstrich,
— dann 2mal wöchentlich: Nasen-, Tracheal-, Wundabstrich, Urin- und Blutkultur, Venenkatheterwechsel und bakteriologische Untersuchung der Katheterspitze.

Raum und Geräte:
einmal wöchentlich:
— Klimaanlage,
— Waschbecken und Badewanne,
— medizinische Geräte und Einrichtungsgegenstände,
— Fußböden,
— Putzgeräte,
— Türklinken,
— Lampen.

Ärzte und Pflegepersonal:
— regelmäßig: Hände, Bekleidung, Schuhe;
— alle 4 Wochen: Nasen- und Rachenabstriche.

Alle diese Kontrollen sollten von einem Hygienefachmann oder einer dafür bestimmten und autorisierten Person durchgeführt oder überwacht werden.

8. Organisation des Pflegedienstes. Allgemeine Pflegemaßnahmen

8.1. Organisation des Pflegedienstes auf einer Schwerverbranntenstation

Da der pflegerische Aufwand des Schwerbrandverletzten maximal ist, muß von folgendem Schlüssel ausgegangen werden:

Pro Verbrennungsbett sind vier Pflegekräfte (Schwestern) erforderlich. Das errechnet sich folgendermaßen:

Eine Schwester betreut nur einen Patienten. Sie verweilt während der gesamten Schicht in der „Box" und darf diese zur Beschaffung von Materialien nicht verlassen. Für die häufiger als sonst notwendigen Pausen — hohe Temperatur, Isolation, psychische Belastung, hoher Arbeitsaufwand — muß eine Schwester zur Ablösung vorhanden sein. Für den Hol- und Bringedienst ist eine weitere Schwester notwendig. Dazu kommt pro Schicht zur Leitung und Koordination eine Schichtführerin, so daß auf einer 8-Bettenstation ein Schwesternbedarf von 11 Schwestern pro Schicht besteht. Der 24-h-Dienst ist in 3 Schichten eingeteilt. Zusätzliche Schwestern werden benötigt, um freie Tage nach Nachtschicht, Urlaub und Krankheit einplanen zu können. Eine hohe Fluktuation ist in diesem Fach wegen der außerordentlichen psychischen und physischen Belastung ohnehin gegeben. Hier kann durch weitgehend selbständige eigenverantwortliche Tätigkeit innerhalb des Teams und eine Teilnahme an den Problemen der Verbrennungsbehandlung und der Verbrennungskrankheit durch ein Fortbildungsprogramm entgegengewirkt werden. Wichtig ist sicher auch die Zusammensetzung des Patientengutes, d. h. die Mischung schwerer mit leichteren Fällen, um durch erfreuliche Verläufe einen Ausgleich zur oft verzweifelten Situationen der Schwerverbrannten zu schaffen.

8.1.1. Schichtwechsel

Der Dienst auf der Verbrennungsstation vollzieht sich in drei Schichten, jeweils um 20 min. überlappend, um eine reibungslose Übergabe zu gewährleisten. Die Übergabe vollzieht sich dann folgendermaßen:
— Die Schichtführerin übergibt der nachfolgenden Schichtführerin die Station, indem sie vor den Boxen Auskunft über Zustand und Besonderheiten des jeweiligen Patienten gibt. Hierbei wird sie von allen neu gekommenen Schwestern begleitet.
— Die Schichtführerin informiert die nachfolgende Schichtführerin über Besonderheiten auf der Station, organisatorischer, personeller oder technischer Art.
— Die Schichtführerin bestimmt für jede Box die jeweils zuständige Schwester.
— Zwischen den beiden Boxenschwestern wird nochmals eine Übergabe über Zustand und Besonderheiten des Patienten und Zustand der Geräte sowie Einrichtungen (Medikamente, Beatmungsgerät, Waage, Notfallbesteck und dergl.) durchgeführt.

> **Merke:**
> Nach Möglichkeit sollte immer die gleiche Schwester einem bestimmten Patienten zugeordnet bleiben.

Für die Dauer des Aufenthalts in der Schwerverbranntenstation ist die jeweilige Boxenschwester die einzige Bezugsperson für den Patienten. So hat der Patient die Möglichkeit, Vertrauen zu „*seiner*" Schwester zu gewinnen. Aber auch umgekehrt muß die Schwester eine gute Beziehung zu „ihrem' Patienten haben; andernfalls sollte besser gewechselt werden.

Aufgaben der Schichtführerin:
— sie ist verantwortlich für die Durchführung der ärztlichen Anordnungen und der ent-

sprechenden Maßnahmen auf dem Pflegesektor;
- Einteilung, Beratung und Überwachung der Boxenschwestern,
- Überwachung des Therapieplanes,
- Überwachung der Patientendaten (Verlaufsbogen, Beatmungsbogen usw.),
- Dokumentation der Patientendaten (Fieberkurve, Abstrichergebnisse, Röntgenbefunde),
- Kontrolle der Medikamentengabe und des Infusionsplans,
- Organisation der regelmäßigen Abstriche am Patienten und im Raum,
- Überwachung einer regelmäßigen Desinfektion der Boxen,
- Koordinierung der durchzuführenden Aufgaben der einzelnen Mitarbeiter des Teams;
- sie ist direkter Gesprächspartner des Stationsarztes.

8.1.2. Visite

Die Visite erfolgt 2mal täglich, frühmorgens und nachmittags nach Vorliegen aller neuen Untersuchungsergebnisse.
- Morgens: Teilnahme aller Teammitglieder, anschließend kurze Lagebesprechung.
- Nachmittags: Teilnehmer: Stationsarzt, Anästhesist, Schichtführerin, Boxenschwester sowie diensthabender Arzt.

Aufgaben der Visite:
- Information aller Teammitglieder über den Zustand jedes einzelnen Patienten,
- Information des diensthabenden Arztes,
- Kontrolle aller Patientendaten und deren Wertung,
- Beurteilung der betroffenen Hautbezirke (Nekrosen, Transplantate, Spenderflächen),
- Entscheidung über weitere operative Maßnahmen,
- schriftliche Festlegung des weiteren Therapieplans für die nächsten 12 h,
- Entscheidung über Entlassung oder Verlegung,
- Diskussion von diagnostischen und therapeutischen Problemen,
- Kritik, Vorschläge, Wünsche.

8.1.3. Dokumentation

Aufgaben:
- Frühzeitiges Bemerken von drohenden Komplikationen;
- Möglichkeit, den Zustand des Patienten und den Erfolg der Therapie jeder Zeit sichtbar zu machen;
- Vorhandensein einer lückenlosen Dokumentation (auch aus forensischen Gründen).

8.1.3.1. Der Verbrennungsmann (s. Abb. 4.1.)

Entsprechend der Ausdehnung werden die drittgradigen Verbrennungen rot und die zweitgradigen in blau flächig eingezeichnet, um jederzeit einen Überblick über die Lokalisation und Ausdehnung der Verbrennung zu haben.

8.1.3.2. Die übliche Fieberkurve = Dokumentation von Temperatur, Puls, Serumwerten, des Harnstatus mit Elektrolytbestimmung und Clearance, der Medikamente und Infusionen, Kostform, des Gewichts und des Stuhlgangs.

8.1.3.3. Der tägliche Verordnungsbogen = schriftliche Anordnung der Medikamente, Infusionen, Inhalationen, Trinkmengen, Sondennahrung, Maßnahmen der Lagerung, Bad, Blasenspülung, Stuhlgang, Änderung der lokalen Wundbehandlung (s. Abb. 8.1.).
- Alle wiederverwendbaren Geräte müssen gereinigt und sterilisiert sein (Schalen, Töpfe, Trinkgefäße und dergl.).
- Pflegepersonal mit Erkältungen, Rachen- oder Hautinfekten gehören nicht auf die Schwerverbranntenstation.

Was muß bei Übernahme der Box überprüft werden?
- Allgemeinzustand des Patienten,
- psychische Situation des Patienten,
- Infusionen zeitgerecht?
- Atmung, Blutung, Zirkulation (A B C),
- Respirator, Vernebler,
- gut liegende Wege (Infusion, Urin, Atmung).
- Abwaschtisch vorhanden?
- Medikamente vorhanden?
- Notfallbesteck in Ordnung?
- Raumtemperatur in Ordnung?

Medikation:
Der Verbrennungspatient benötigt in der Akutphase eine große Zahl von Medikamenten oral, parenteral oder lokal. Es ist eine wichtige Aufgabe der Schwester, diese Medikamente zu verabreichen. Daher ist es notwendig, mit ihnen vertraut zu sein, d. h. ihre Wirkung, ihre Nebenwirkung, ihre Darreichungsform, ihre Form, Farbe, Klarheit der Lösung, Verpackungsart und ihre Dosierung zu kennen. Es ist wichtig, das Verfallsdatum zu beachten und Unsauberkeiten zu bemerken. Unklare, d. h. trübe Lösungen müssen unbedingt verworfen werden. Darum braucht jeder Patient einen Medikamentenplan, der aus dem täglichen Verordnungsplan hervorgeht.

8.1.3.4. Der Verlaufsbogen = Bestätigung des Verordnungsbogens, durch die Boxenschwester auszufüllen: Medikamente, Infusionen, Trinkmengen werden mit Uhrzeit und Menge eingetragen, stündlich Puls, RR, Urin; tägliche Temperatur, Besonderheiten des AZ, Dauer des Aufsitzens; nach jeweils 24 h exakte Flüssigkeits- und Kalorienbilanz (Abb. 8.2.).

8.1.3.5. Beatmungsprotokoll: stündlich bis halbstündlich – je nach Dringlichkeit – die Atemfrequenz, O_2-Menge, Atemminutenvolumen, inspiratorischer Druck, Beatmungsart, Absaugen, Tubuswechsel, Medikation (Abb. 8.3.).

8.1.4. Allgemeine Pflegemaßnahmen

Prinzip: Verhindern – Bemerken – Beobachten – Erkennen – Planen – Handeln – Bewerten von Notfällen

> **Merke:**
> Es ist wichtig für das Vertrauen des Patienten, daß die Schwester jede Maßnahme, die an ihm durchgeführt wird, erklärt.

8.1.4.1. Grundregeln

– Patient nur mit sterilen Handschuhen berühren,
– häufig zwischendurch Desinfektionsmittel für die Hände benutzen,
– Verwendung keimfreier Einmalmaterialien wie Lappen, Lösungsbehälter, Bettlaken, Schaumstoffmatratzen, Papierhandtücher, Kompressen, Watteträger, Tupfer, Schalen, Instrumente, Spritzen, Kanülen usw.

8.1.4.2. Medikation

Die Gabe der Medikamente in Menge, Häufigkeit, Dauer und Verabreichungsgeschwindigkeit bei Infusionen oder i. v.-Injektionen erfolgt streng nach ärztlicher Anweisung.

Vorsichtsmaßnahmen:
– Injektionen selbst aufziehen;
– Infusionen selbst zubereiten;
– nur Originalflaschen verwenden;
– Medikamente, die einer Infusion zugesetzt werden, müssen nach Art und Menge per Aufkleber vermerkt werden;
– hochwirksame Medikamente (Betablocker, Katecholamine, Insulin, Kaliumchlorid) müssen über einen Infusomaten zugeführt werden, der eine exakte Dosierung pro Zeiteinheit gewährleistet;
– Jedes zu gebende Medikament muß auf seine Richtigkeit, d. h. Art, Zeit, Menge, überprüft werden;
– Medikamente nie beim Patienten liegenlassen;
– nie die gesamte Tagesmenge dem Patienten auf einmal geben;
– die gegebenen Medikamente im Behandlungsbogen mit Uhrzeit, Namen und Menge eintragen;
– die Dauermedikamente erscheinen in der Fieberkurve;
– Unklarheiten bei der Gabe von Medikamenten durch Frage an Stationsarzt klären;
– neue Medikamente bei der Visite besprechen oder Stationsarztrückfrage.

> **Merke:**
> Fehler bei der Anwendung von Medikamenten sofort melden.

Der Patient hat ein Anrecht auf Erklärung der ihm verabreichten Medikamente.

8.1.4.3. Katheterpflege

– Atemtubus (s. 7.2.),
– Urinkatheter (s. 6.2.3.5.),
– Infusionskatheter = **zentraler Weg.**

BG-Unfallklinik, Abtl. f. Verbrennungen,
plastische und Handchirurgie
6700 Ludwigshafen

Datum: _____

Verantwortl. Arzt:

Adresette: _____

Unf.-Dat.: _____

Aufn.-Dat.: _____

Verantwortl. Schwester:

letzte Operation:

Medikamente per os: _____
Kreislaufmittel: _____
Sedativa: _____
Antibiotika: _____
Sonstiges: _____

Tagsüber in Stuhl setzen	Duschbad:	
betten 2 × tägl.	1 × tägl.	
Seitenlage:	Rückenlage:	Bauchlage:
drehen:	stündl.:	
Dauerinhalation mit Bisolvon od. Tacholiquin:		
stdl. Trinkmenge: 100 ml Tee und Milch		
Sondernahrung, Menge:		um 10 und 15 Uhr
Essen: morgens:	mittags:	abends:
Stuhlgang:		
2 × tägl. Blase mit Cysto-Myacyne spülen um 8 und 19 Uhr		

Infusionen:

Tag: Nacht:

Abb. 8.1. Der Verordnungsbogen

Organisation des Pflegedienstes

Name	Vorname	Alter	Diagnose	Datum

Datum	Zeit	Rect. Temp.	Puls	RR	Zufuhr	Therapie	Urin	Sonde	Zustand des Patienten Besonderheiten

Abb. 8.2. Der Verlaufsbogen

Berufsgenossenschaftliche Unfallklinik
6700 Ludwigshafen/Rhein
Abteilung für Anaesthesiologie
und Reanimation

Beatmungsprotokoll

Name: _____ Alter: _____ Datum: _____

Gewicht: _____ kg Größe: _____ cm Körperoberfläche: _____ m²

Respirator: _____ Ass./Kontr.: _____

Err. Atemminutenvolumen: _____

_____

Inhalationstherapie: _____

Absaugen: _____ Relaxierung: _____

Tubuswechsel: _____ Sedierung: _____

Zeit	Frequenz	O_2 l/min	AMV	Druck/insp.	Bemerkungen z. B. Spontanatmung

Abb. 8.3. Das Beatmungsprotokoll

> **Merke:**
> Infusionskatheter niemals in verbranntes Gebiet legen – Infektionsgefahr!

Lokalisation:
peripher = Extremitäten = weniger günstig, da durch Bewegung der Extremitäten der Katheter abknicken kann.
Subklaviakatheter = günstig + gefährlich: günstig wegen der sicheren störungsfreien Zufuhrmöglichkeit, gefährlich wegen eines Pneumothorax beim Legen des Katheters.
Jugulariskatheter = weniger günstig, da durch Kopfdrehung Katheter abknickt oder der Wand anliegt, ungefährlich beim Legen.

Was muß man beim i.v.-Katheter beachten?
— Streng aseptische Technik;
— an der Eintrittsstelle Katheter annähen, da Pflaster unsicher und unsauber;
— anschließend Röntgenkontrolle des Thorax mit Katheterdarstellung zur Lageüberprüfung der Katheterspitze in der oberen Hohlvene und zum Ausschluß eines Pneumothorax durch falsche Technik;
— Katheteraustrittsstelle steril verschließen: Antibiotika oder antibakterielle Salbe, Kompression durch breites randabdichtendes Pflaster oder Klebevlies;
— tägliches Neuverbinden unter sterilen Bedingungen: mit Desinfektionslösung abwaschen und mit antibakterieller Salbe (z. B. PVP-Jod-Salbe) abdecken;
— alle 7 Tage Katheterwechsel mit Seitenwechsel zwischen rechts und links, um aufsteigende Infektionen mit septischer Thrombose zu vermeiden;
— die Spitze des entfernten Katheters zur bakteriologischen Untersuchung einschicken;
— Infusionsbesteck und Anschlüsse täglich wechseln;
— Verbindungsstücke zukleben um Loslösen zu vermeiden, da direkte Eintrittspforte für Keime in die Blutbahn;
— eine Trennung der Verbindungsstücke nur unter sterilen Bedingungen, sonst möglichst unterlassen;
— Injektionen nur in dafür vorgesehene Gummizwischenstücke geben;
— Vermeiden von Mehrfachanschlüssen, die nicht benutzt werden, da sie als sogenannte tote Arme Brutstätten für Erreger sind.

8.2. Hygiene

8.2.1. Grundregeln

— tägliche Reinigung der nicht verbrannten Bezirke mit desinfizierender Seife und Desinfektionslösung, steriler Schale und sterilem Waschlappen;
— einmal pro Woche Entfernung der Haare in der Nähe von Verbrennungen, an der Schamgegend, am Gesäß und in der Achselhöhle, wenn möglich mit Enthaarungscreme, sonst rasieren;
— täglich gründliche Reinigung von Gesäß- und Geschlechtsregion;
— 2mal wöchentlich Kopfhaare waschen;
— diese Maßnahmen, wenn nach Allgemeinzustand und Zustand der Transplantate zulässig, im Duschbad auf Badetrage durchführen;
— Bartrasur und Nagelpflege täglich;
— Mundpflege mehrmals täglich;
— wenn Patient nicht in der Lage ist zu essen oder zu trinken, entstehen Krusten und Mundgeruch, besonders wenn Lippen oder nähere Umgebung verbrannt sind → Krusten entfernen, anfeuchten und fetten; bei Mundatmung feuchten Lappen auflegen oder Atemluft durch Vernebler befeuchten, Mundspülung mit erfrischenden antiseptischen Lösungen (z. B. Hexoral);
— Augen mit inkomplettem Lidschluß → Augenschutzsalbe — wichtig, um Austrocknen der Bulbi zu vermeiden;
— Stuhl- und Harnausscheidung: strenge Sauberkeit durch sorgfältiges Waschen mit Seife und Desinfektionslösung, damit keine Keime auf die Verbrennungsflächen gelangen;
— evtl. Windeln anlegen;
— wenn möglich, zum Stuhlgang aufstehen lassen (Toilettenstuhl!);
— auf regelmäßigen Stuhlgang achten;
— das täglich frische Bett und ein sauberes

Zimmer dienen sowohl der Hygiene als auch dem Komfortbedürfnis;
— Dekubitusprophylaxe: Immobilisation und Katabolismus bewirken Schwund des Subkutangewebes und Muskelminderung → Dekubitusgefahr, dadurch besonders groß. Dekubitalgeschwüre sind eine zusätzliche Infektionsquelle!

8.2.2. Maßnahmen

— Umlagern alle zwei Stunden.
— Lagerung auf durchgehendem Schaumstoff; Wasserkissen oder Dekubitusmatratze, intermittierende Luftdruckmatratze unbefriedigend.
— Vermeiden von Faltenwurf im Bettlaken oder von harten Auflagestellen.
— Häufiges Waschen der aufliegenden Partien, gut abtrocknen, Vermeidung von Mazeration und damit Dekubitus, Abreiben mit Alkohol, dann Massage zur Durchblutungsförderung und Einreiben mit Fettcreme.
— Kein Puder verwenden, da leicht Krümelbildung und Verunreinigung der Verbrennungsflächen.

> Merke:
> Kein Dekubitus ohne Druck → Gewebsischämie!

8.3. Komfort

8.3.1. Lagerung

Keine noch so bequeme Lagerung bleibt auf die Dauer angenehm. Der Verbrennungspatient ist häufig nicht fähig, seine Lage selbst zu ändern. Zum Schutz der Transplantate oder zur Kontrakturprophylaxe soll eine bestimmte Lagerung vermieden werden. Darum muß der Patient alle 2–4 h umgelagert werden.
Vorteilhaft ist die Semi-Fowler-Lagerung (s. Abb. 8.4.), zur Verbesserung von Atmung und Zirkulation und zur Erleichterung der Selbstversorgung des Patienten.

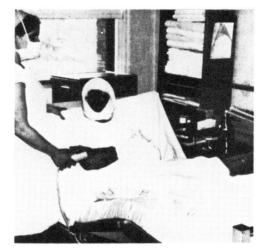

Abb. 8.4. Die Semi-FOWLER-Lagerung

8.3.2. Aufsitzen und Aufstehen

Sobald vom Allgemeinzustand und vom Zustand der Transplantate möglich, soll der Patient möglichst 2mal täglich — so lange wie für ihn möglich — aufsitzen oder aufstehen.

Ziel:
— Patient gewinnt Zutrauen in eigene Fähigkeiten und sieht den Fortschritt,
— Atmungsverbesserung und Kreislaufentlastung,
— Verbesserung der Möglichkeit zu essen und zu trinken,
— Erleichterung des Stuhlgangs.

Das Trainieren der stehenden Haltung kann bei fest installiertem Fußbrett im Stryker-Drehbett geübt werden, indem der Patient in die Senkrechte gedreht wird. Die ersten Aufstehversuche niemals allein unternehmen, zuvor werden die Beine gewickelt, und mindestens 2 Personen stützen den Patienten.

8.3.3. Kommunikationsmöglichkeiten

Bücher, Radio oder Fernsehen können Ablenkung und Aufmunterung darstellen. Durch eine Gegensprechanlage besteht die Möglichkeit, Gespräche mit den Angehörigen zu führen. Besuch in der Patientenbox ist verboten.

8.3.4. Das Drehbett (s. Abb. 6.30.)

Es ist besonders nützlich für zirkuläre Verbrennungen,
- erleichtert das Umlagern,
- mindert das Aufliegen auf Verbrennungsflächen,
- ermöglicht das Aufrichten des Patienten in die Senkrechte,
- erleichtert den Zugang zu den Verbrennungsflächen an Bauch und Rücken,
- verhindert den Dekubitus,
- verhindert Thromboembolie und hypostatische Pneumonie.

Was muß man beim Wenden im Drehbett beachten?

- Patient fest zwischen beide Rahmen lagern.
- Fußbrett stramm unter Fußsohle schieben.
- Alle beweglichen Gegenstände (wie Schienen, Blutdruckapparat, Urinflasche) entfernen oder befestigen.
- Infusionen abstöpseln.
- Patienten in der stehenden Position so lange wie möglich belassen zum Training des Aufstehens (bis 14 Tage nach Spalthauttransplantation an der unteren Extremität ist das Aufrichten nicht empfehlenswert).
- Beine mit elastischen Binden wickeln.

8.4. Psychische Stütze

Prinzip:

Jeder Patient muß davon überzeugt werden, daß seine Erkrankung heilbar ist.
Der Patient hat viele Ängste und Plagen zu ertragen: der Schrecken des Unfalls, der Transport in ein entferntes Zentrum, die oft berechtigte Angst ums Überleben, die Angst vor Entstellung, die Hilflosigkeit, die ungewohnte Therapieart, die Isolation der Einzelbox.

Dauer der Erkrankung und Ablauf der geplanten Heilmaßnahmen und deren Notwendigkeit müssen mit dem Patienten besprochen werden. Offenheit bewährt sich mehr als tägliches Vertrösten und Hinhalten. Viele Patienten haben ein besonders gutes Verhältnis zu einer bestimmten Schwester, die dem Patienten das Wie und Wann und Warum nochmals erklärt. Möglichst sollte diese Schwester ausschließlich für diesen einen Patienten zuständig bleiben.

> **Merke:**
> Täglich einige Minuten für jeden Patienten Zeit haben, ist eine durch nichts zu ersetzende therapeutische Maßnahme und die Basis des Vertrauens.

Es ist lebenswichtig, dem Patienten in Phasen von Mutlosigkeit zu helfen. Die frühe Gabe von Tranquillizern hat sich oft als notwendig erwiesen. Wichtig ist die Tatsache, daß auch die zuständige Schwester durch den beständigen Umgang mit oft hoffnungslosen oder kritischen Fällen deprimiert ist. Sie sollte diese Depression nicht an ihren Patienten weitergeben, sondern sich in den Erholungspausen abreagieren können. Der Optimismus der Schwester ist auch der des Patienten. Auch die Familie will Auskunft, Rat und oft Trost. Sie will über den Verlauf, die Chancen und die mögliche Dauer, Art der Operation usw. informiert sein. In den täglichen Konferenzen muß Art und Umfang der Information an die Familie besprochen und aufeinander abgestimmt werden.

> **Merke:**
> Die Zusammenarbeit zwischen Familienangehörigen, Patienten und Pflegepersonal bereitet den Weg zur Gesundung. Dabei ist die Schwester unbestritten die zentrale Figur im Therapieverlauf.

9. Rehabilitation

Die Rehabilitation setzt nicht erst nach Abschluß der Transplantation oder nach der Entlassung des Patienten aus der Verbrennungsabteilung ein, sondern sie beginnt am Aufnahmetag. Jede Maßnahme am Patienten ist ein Schritt in der Richtung der Wiedererlangung aller sozialen Fähigkeiten.

9.1. Ziel

— Vorbereitung für eine erfolgreiche Tätigkeit am Arbeitsplatz;
— Wiedereingliederung in das Privatleben;
— Erlangung eines guten funktionellen und kosmetisch befriedigenden Behandlungsergebnisses, d. h. Intensivierung von Bewegungsübungen und Handreichungen, die zu Hause oder am Arbeitsplatz des Patienten verlangt werden.

9.2. Beschäftigungstherapie

Die beste Motivation zur Rehabilitation ist eine gute Beschäftigungstherapie, die ein individuelles, den Möglichkeiten des Patienten angepaßtes Übungsprogramm erarbeitet.
Bäder und Unterwassermassagen erleichtern die oft schwer gängige Gelenkbeweglichkeit. Berufsberater und Psychologen helfen bei der Planung zur Rückkehr an einen geeigneten Arbeitsplatz.
Diese Maßnahmen betreffen meistens den bereits entlassenen Patienten, der in regelmäßigen Abständen ambulant zur Untersuchung erscheinen muß. Diese regelmäßigen Vorstellungen erstrecken sich über viele Jahre und dienen der Kontrolle bzw. Beseitigung von Narbenbildungen, die häufig zu Funktionseinbußen und fast immer zu kosmetischen und damit auch zu psychischen Beeinträchtigungen führen.

9.3. Plastische Chirurgie

In zahlreichen operativen Eingriffen muß die entstandene oder drohende, die Funktion einschränkende oder kosmetisch beeinträchtigende Narbenbildung beseitigt werden. Beim Jugendlichen oder beim Kind erstrecken sich diese Operationen meist bis zum Zeitpunkt des Ausgewachsenseins, da das Wiederauftreten von Narben beim wachsenden Körper besonders groß ist.
Der Verhinderung der Narbenbildung dienen die Jobst-Elastikbandagen, die durch Druck die Narbenbildung verhindern sollen (s. Abb. 9.1.). Sie werden für jeden Körperteil maßgefertigt und müssen für einen Zeitraum von mindestens 6 Monaten bis zu einem Jahr Tag und Nacht getragen werden.

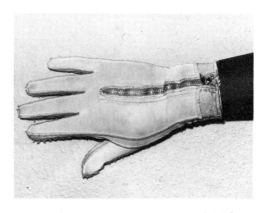

Abb. 9.1. Die Jobst-Elastikbandagen nach Maß zur Verhinderung der Narbenbildung

Rehabilitation

9.4. Schienen

Sie werden verordnet, um Bewegungseinschränkungen an Gelenken durch Narbenschrumpfung zu vermeiden, um das Bewegungsausmaß, das durch operative Maßnahmen erzielt wurde zu erhalten; für die Korrektur bereits eingetretener Narbenzüge gibt es unterschiedliche Typen.

Lagerungsschienen:
Sie halten die Extremität in der bestmöglichen Position und sollten ständig getragen werden. Hierher gehören
— die Schulterabduktionsschiene,
— die Handlagerungsschiene zur Verhinderung der Beugekontraktur (Abb. 9.2.),
— die Halsmanschette.

Korrigierende Schienen:
Diese üben eine Zugwirkung auf einen Narbenstrang aus, der zu einer Bewegungseinschränkung in den Gelenken geführt hat. Diese Schienen werden für
— die Finger in Beugestellung im Grundgelenk und Streckstellung im Mittelgelenk,
— für den Daumen als Abduktionsschiene,
— für das Handgelenk als Streckschiene,
— für das Ellbogengelenk als Streckschiene,
— für das Kniegelenk als Streckschiene,
— als Fußlagerungsschiene in 90°-Stellung verordnet.

9.5. Bewegungsübungen

Sie sollten die erreichte Funktion erhalten und der allgemeinen Kräftigung dienen. Wichtig ist die Erlangung der Fähigkeit zur Selbstversorgung, wie Essen mit Messer und Gabel, Waschen, Anziehen, Haarekämmen, Zähneputzen oder Briefschreiben. Falls diese Arbeiten durch Verletzungsfolgen nicht durchgeführt werden können, müssen Mittel zur Hilfe angefertigt werden, die so lange benutzt werden, bis die normale Funktion wieder eingetreten ist.
Alle diese Maßnahmen sind zur Wiedererlangung von Kraft und Beweglichkeit wichtig; eine Vernachlässigung führt meist zur Notwendigkeit erneuter operativer Eingriffe.

> **Merke:**
> Die Motivation des Patienten ist der Schrittmacher der Rehabilitation; Impulsgeber dazu sind alle Mitglieder des Verbrennungsteams.

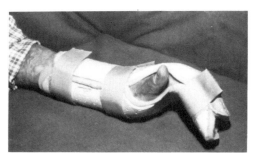

Abb. 9.2. Lagerungsschienen aus Durelast

10. Literatur

Allgöwer, M., Siegrist, J.: Verbrennungen. Berlin-Göttingen-Heidelberg: Springer 1957

Berkow, S. G.: A method of estimating the extensiveness of lesions based on surface area proportions. Arch. Surg. *8*, 138 (1924)

Evans, E. I. et al.: Fluid and electrolyte requirements in severe burns. Ann. Surg. *135*, 804 (1952)

Feller, I., Archambeault,: Nursing the burned patient. Ann Arbor: Press of Braun-Brumfield, Inc. 1973

Muir, I. F. K., Barclay, T. L.: Burns and their treatment. Luke Ltd., London: Lloyd- 1974

Mc Dougal, W. C., Slade, C. L., Truitt, B. A.: Manual of burns. New York, Heidelberg, Berlin, Springer 1978

Reiss, E. et al.: Fluid and electrolyte balance in burns. (Brooke formula J.A.M.A. *152*, 1309 (1953)

11 Sachverzeichnis

Acidose 41
–, metabolisch 24, 45
–, respiratorisch 32, 34
Abklatschen 30
Absaugung, endotracheal 30
Abstoßungsreaktion 63
Abstrich, bakteriologisch 18, 20
–, Nasen-, Rachen-, Wund-, Anal- 77
Abstrichkontrolle 76
Abwaschen, Körper 20
Abwehr, Abwehrmechanismen, körpereigen 76
Abwehrschwäche 74
Adaptationssyndrom 41
Aderlaß 34
Adrenalin 24
Adynamie 44
Akrozyanose 31
Albumine 23, 24, 41
Aldosteronmangel 44
Allgemeinzustand 49
Alkalose 41
–, metabolisch 45
–, respiratorisch 33
Allotransplantat 63
Alphablocker 35, 36
Alter 25
Alufolie 18
Alveolenventilation 31
Anämie 23, 24, 37
Anamnese 18
Analgesie 18, 46
Anionen 40
Antibiotika 48
–, nephrotoxisch 36
–, prophylaktisch 75
Antibiotikaanwendung, effektiv 76
–, unkontrolliert 75
Antibiotikalösung, Umschläge mit 50
Antibiotikaumschläge 62
Antigenmuster 63
Antikoagulation 38
Antikörperreaktion 77
Antiseptika, lokale Anwendung von 75
Arrhythmie 34
Arm, Abspreizen des 67
–, spezielle Behandlung 66
Assistortherapie 31
Atelektasen 30, 32
Atelektasenprophylaxe 29
Atomexplosion 3
Atonie 44, 45

Atmung, Optimierung der 30
Atembehinderung, mechanisch 32
Atemgymnastik 30
Atemhilfe 29, 85
Ateminsuffizienz 31
Atemlähmung 3
Atemmechanik 30
Atemstillstand 9
Atemstimulus 29
Atemtherapie 30
Atemübung 15, 16
Atemwege, Befeuchtung 30
–, Membranbildung 30
–, Superinfektion 30
Atemwegsschädigung 18, 31
Aufnahme, Organisation der 17
Aufnahmeraum 17
Aufstehen 72, 85
Augen, spezielle Behandlung 65
–, Verlust der 65
–, Vollhauttransplantation 66
Augenbrauen 20
Augenlider, narbige Schrumpfung 65
Augenschäden, Sofortmaßnahme 11
Autotransplantation 51

Badebehandlung 49
Badetrage 49
Bakteriämie 77
Bakterienendotoxine 77
"base excess" 41
Basisgewicht 18
Bauchtrauma, stumpfes 18
Beatmungsprotokoll 80
Begleitverletzung 18
Behandlung Behandlungsort, Wahl des 11
Behandlungstisch 46
–, geschlossene Behandlung 50
Bekleidung, Aufnahmeraum 17
Bein, spezielle Behandlung 67
–, Calcaneus-Drahtextension 67
Beschäftigungstherapeut 16
Beschäftigungstherapie 87
Bett, Herrichten des 20
Bettenwaage 24, 39
Bewegung, geführte 71
Bewegungsbad 49
Bewegungstherapie 71
Bewegungsübungen 15, 16, 50, 88
Bewußtseinstrübung 38
Bezirk, kosmetisch anspruchsvoll 53

Sachverzeichnis

Blase, atonisch 35
Blaseneröffnung 20
blue line – Tubus 31
Blutgasanalyse 31
Blutkonserven 53
Blutkultur 75
Blutsperre 67
Blutstillung 51, 54
Blutvolumen 26
Blutung 24
–, großflächige 55
Bradykardie 34
Branolind 20, 21
Broncholytikum 31, 32

Chemotherapeutika, Anwendung von 75
Chirurg, ambulant 11
Citrobakter 75
Corium 1, 3
Coronarinsuffizienz 34
Cross-match 63

Dampf, heißer 2
Darmrohr 45
Daumenadduktionskontraktur 68
Debridement 37, 47
Dehydratation 44
Dekubitusprophylaxe 20, 85
Demarkation, Nekrosen 52
Dermatom 54
–, Braun- 54
–, Humby-Messer 54
–, Laserskalpell 54
–, Mesh-graft 54
–, Rees- 54
Detergentien 31
Digitalis 20, 32, 34
Digitalisüberempfindlichkeit 44
Diuretikum 32, 34
Dokumentation 79
Drehbett 86
Druck, hydrostatisch 22
–, koloidosmotisch 24
Druckbeatmung, intermittierend positiv (IPPB) 31
Duschbad 74
Dyspnoe 31

Eigenhaut 51
–, Auflegen der 57
Eigenhauttransplantation 52
Eigenhauttransplantation primär, Indikation zur 52
Einlauf 45
Einmalmaterial 14
Eiweiß 25
Eiweißkörper 22, 23, 24
EKG-Veränderungen 44
Elektrolyte 22, 25
–, Normwerte 41
Elektrolytbedarf, Extrazellulärraum 40
Elektrolytlösung, blutisoton 25
Elektromyographie (EMG) 39

Empfängerfläche 53
Empfängerbezirk 52, 53
Emphysemblase 32
Endotoxinschock 77
Enthaarungscreme 84
Entkeimung, Geräte 75
Entlastungsschnitt 67
Epidermis 1, 3
Ernährung 39
–, oral 42
Erreger, gramnegativ 62
–, Schautafel 76
Erregerkontrolle 76
Erregerquellen, Beseitigung von 75
Erregerspektrum 20
Erregerübertragung 49
Erregerwandel 75
Erste Hilfe 9
–, Atmung 9
–, Blutung 9
–, Sofortmaßnahmen 10
–, Schmerzbekämpfung 10
–, Schock 9
–, Schocktherapie 10
Erwachsener 25
Escharotomie 32
Explosion 2
Extremitäten 46
–, spezielle Behandlung 66
Extremitätenextension 63
Extremitäten, Kirschner-Draht-Extension 66
Extrazellulärraum 22
Exzision, drittgrad. Verbrennung 12

Fechterstellung 2
Fersendecubitus 71
Fieberkurve 79
Flammeninhalation, Verdacht auf 65
Flammenverbrennung 2
Fluchtreflex 1
Flüssigkeitsbedarf, Ende der Schockphase 39
Flüssigkeitsmenge 25
–, Basisbedarf 25
Flüssigkeitsräume 22
Flüssigkeitsverlust 24
Flüssigkeitsverschiebung 22, 23, 24
Fremdhaut 51
–, immunologische Eigenschaft 63
–, typisiert 63
–, Vorteile der 63
Fremdhautübertragung 63
Frischplasma 37
–, tiefgefrorenes gerinnungsaktives (PPSB) 38
Frottiertuch 20
Frühexcision 51, 65
Funktionsräume 14
Fuß, Spitzfuß 71

Ganglienblocker 34
Gefälle, osmotisch 22
Gegensprechanlage 74

Gehirnschädigung 29
Gelenkverbrennung 72
Gerbemittel 48
Gerinnungsfaktoren 37, 77
Gerinnungsstörung 29, 37
Gesicht, Oedemneigung 64
–, spezielle Behandlung 64
Gesichtsverbrennung 12
Gewicht, Patient 25
Gewichtskurve, verbrennungstypisch 39
Gittertüll 57, 58, 61
Gittertransplantat 51
Globuline 23, 28, 41
–, antihämophiles (Faktor VIII) 38
Glottisödem 10, 23
Glukocorticoide 34
Glukose 41
Glukosetoleranz 41
Glukoseverwertungsstörung 45
Glykolyse 24
Grundbegriffe 1
Gruppengespräch 16

Haarfollikel 1, 3
Hämatom, retroperitoneal 36
Hämodialyse 36
Hämoglobinurie 23, 24, 36
Hämolyse 24, 37, 44
Hals, Beugekontraktur 71
Hand 46
–, Funktionsverlust 68
–, Kontrakturstellung 68
–, spezielle Behandlung 68
–, Schienung 68
–, Schutzsensibilität 73
–, zirkuläre Verbrennung 68
Handbad 73
Handchirurg 11
Handverbrennung 51
Harnabflußstörung 36
Haut, Anatomie 1
–, Funktion 1
Hautbank 15, 63
Hautdrüsen 1
Hautentnahme, Verbot der 56
Hauttransplantation, Grundregel der 51
Heilung, spontan 4
Herz, Herzflimmern 3, 10
Herzgeräusche 34
Herzinsuffizienz 33
Herzstillstand 10
–, bei Hyperkaliämie 44
Herzversagen 28, 31, 33
Heterotransplantation 51, 63
Heugabelschiene 68
Hirnoedem 38
Hochlagern, Arme + Beine 20
Hochspannung 2
Homotransplantation 51
Hornhautgeschwür 65
Hospitalkeime 75

Hubschrauber 11
Hüfte, Kontraktur 71
Humanalbumin 25
Humby-Messer 54, 56
Hydrotherapie 15
Hygiene, Grundregeln 84
–, Maßnahmen 85
Hygienefachmann 77
Hygieniker 16
Hyperaldosteronismus, sekundärer 43, 44
Hyperalimentation 41
Hyperimmunserum, Pseudomonas 76
Hyperkaliämie 42, 43
Hyperkoagulabilität 34
Hypernatriämie 43
Hypertonie 24, 34
–, renal 36
Hyperventilation, bei Acidose 45
Hypoglykämie 34
Hypokaliämie 23, 24, 34, 42, 44
Hyponatriämie 23, 24, 43
Hypoventilation, bei Alkalose 45

Ileus, paralytisch 77
Infektion 12
Infektabwehr, 76
Infektionsbekämpfung 74
Infektionsgefahr 46
Infektionsphase 28
Infusion, hochkalorisch 42
Infusionsflüssigkeit, Art der 25
Infusionsformeln (Evans, Brooke u. a.)
Infusionskatheter, Lokalisation 84
–, Vorsichtsmaßnahmen 84
Infusionsplan, Eiweiß 42
–, Elektrolytbedarf 40
–, Fette 42
–, Kalorien 41
–, Kohlenhydrate 41
–, Säurebasenbedarf 41
–, täglicher 40
Infusionstherapie 25, 39
–, Komplikationen der 43
Infusomat 42, 80
Instrumente 53
Insulin 41
Intensivschwester 78
Interstitium = interstitieller Raum 22, 23
Intravasalraum 22, 23
Intrazellulärraum 22, 23
Intubation 31, 64
Ischämie, d. Extremität 20

Jobst-Bandagen 71, 87
Jugulariskatheter 84

Kalium 22, 23, 41, 42
Kalorien 41
Kalorienzufuhr, oral 43
Kaltvernebler 30
Kammerflimmern 34

Sachverzeichnis

Kammertachykardie 34
Kapillaren 22
Kapillarmembran 22
Katabolismus 28
Katecholamine 24, 34
Katheter, suprapubisch 35
Katheterpflege 80
Katheterspitze 77
Kationen 40
Kationenaustauscher 44
Keime, gramnegativ 36, 75
Keimfreiheit 46
Keimpathogenität, Zeitpunkt 75
Keimverschleppung, Vermeidung von 14, 74
Keimvirulenz 74
Keloide 69, 70
Ketoacidose 41
Kinder 25
Kleidung 2, 10
Klimaanlage 13, 46
Knie, Beugekontraktur 71
Knochenmarksdepression 37
Kochsalzinfiltration 56
Körper, heiße 2
Körperregion, verbrannte 6
Kohlenhydratstoffwechsel, Störung des 28
Kolliquationsnekrose 2
Kontaktverbrennung 2, 51
Koma 38, 44
–, hyperosmolar 42, 43
Komfort, Aufsitzen und Aufstehen 85
–, Lagerung 85
Kommunikationsmöglichkeiten 85
Kompression, halbelastische Binde 51
Kompressionsbandagen 71
Kompressionsstrümpfe 72
Kontrakturen, ausgedehnt 70
–, Häufigkeit 69
–, Verhinderung von 15, 39, 67, 71, 85
–, Wachstumsphase 70
Kopfhaut, Frühexcision 66
–, spezielle Behandlung 66
Kosmetik 53
Krämpfe 3, 38, 43
Krampfanfälle 44
Krankengymnastik 72
Krankenhaus, Allgemeines 11
Krankheiten, vorbestehend 25
Kreislaufentlastung 85
Kunsthaut 63

Labor 18
–, bakteriolog. 15
Lävulose 41
Lagerung 30, 39, 71
Lagerungsschiene 16
Laktatacidose 42
Laryngoskopie 18
Larynxödem 31
Laserskalpell 55
Lauge 2

Lavage 18
Leberfunktionsstörung 23, 45
Leberschaden 29, 42
Leichenhaut 63
Letalität 7
Lichtbogen 2
Linksinsuffizienz 34
Lösungen, antibakterielle 48
Luftbefeuchter 30
Lunge, Funktionsstörung 24
Lungenembolie 38
Lungenkontution 18
Lungenoedem 28, 31, 34, 35, 40
Lymphsystem 77

Magendarmtrakt, Schädigung 29
Malabsorption 45
Materialschleuse 13, 74
Mazeration 46
Med. techn. Assitentin (MTA) 15
Medikamentengabe, Kontrolle 79
Medikation 80
Mesh-graft-Technik 51, 57
Mikrobiologische Überwachung 77
Mikrozirkulation 24
Minderdurchblutung 24
Muskelschwäche 39
Muskelzuckungen 44
Myoglobin 3
Myokardinfarkt 34
Myokarditis, toxisch 34

Nahrung, Resorptionsstörung 44
–, Verwertungsstörung 44
Narben, Gelenke 69
–, Prophylaxe 71
–, infiziert Verbrennungsflächen 69
–, tief zweitgradig Verbrennung 70
Narbenbildung 55
–, Phasen der 70
–, überschießend 69
Narbenschrumpfung, Vermeidung von 88
Nase, Deformierungen 65
–, plastisch-kosmetische Eingriffe 65
–, spezielle Behandlung 65
Natrium 22, 44
Natriumbicarbonat 41
Nebennierenmark 24, 28
Nebennierenrinde 28
Nekrosen 3, 46, 47
–, strangulierend 32
Nekrosenabtragung 47, 49, 50
–, tangential 52, 53, 55, 56, 68
–, vertikal 54
Nekrosenentfernung, Zeitpunkt der 51
Nerven, endigung 1
Nervenstörungen, peripher 39
Neunerregel 6
Nierenfunktionsstörung 24, 42, 44
Nierenversagen 36
Notfall-ABC 9, 18

O_2-Spannung 30
Oberbauchschmerz 34
Oberflächenbehandlungsmittel 46, 48, 53
Ödem 23, 24
–, Haut 20
–, Lunge 28, 31, 35, 40
–, Rückresorption 28
Oedemneigung, Hand 68
Ohren, Knorpelzerstörung 65
–, plastische Eingriffe 65
–, spezielle Behandlung 65
Oligurie 35
Operation, Maßnahmen in 51
– –, präoperativ 52, 53
– –, postoperativ 59, 60, 61
Operationssaal 53
Operationsteam 53
Osmodiurese 36

Papiertücher, gesteckt 20
Parästhesien 39
Paralyse 45
Patientenbox 20, 78, 79
Patientendaten, Dokumentation der 79
Perspiratio insensibilis 39
Personalschleuse 74
Petechien 77
Pflegedienst 78
–, Boxenschwester 78
–, Schichtführerin 78
–, Schichtwechsel 78
Pflegemaßnahmen, allgemein 78, 80
Phagozyten 77
Physiotherapeut 50
Plastische Chirurgie 11, 87
Port-A-Cul-Abstrichröhrchen 18
Pneumonie 32
Pneumothorax 32
–, Mantel- 32
–, Spannungs- 32
Prämedikationsvisite 53
Prognose 7
Prothrombinkonzentrat 38
Pseudomonas 75
Psyche, Stütze der 86
Pulmonalisdruck 26, 34
PVP-Jodsalbe 20, 21, 47, 48
Pyelonephritis 36

Rasieren 20
Rauchinhalation 31
Raumdesinfektion 14, 75
Rechtsinsuffizienz 33
Rees-Dermatom 56
Reflexabschwächung 39
Rehabilitation 87
Reinigungsbad 53
Renin-Angiotensin-Aldosteronsystem 22, 24, 36
Reparationsphase 28
Resistenzbestimmung 76
Respiratordruck 35

Respiratortherapie 31
Rhythmusstörungen 44
Rippenserienfraktur 32
Rückresorption, Phase der 42
Ruhigstellung, Extremität 51
Rumpf, Entlastungsschnitte 69
–, spezielle Behandlung 69
–, zirkuläre Verbrennung 69

Säure, Flußsäure 2
–, Salpetersäure 2
–, Schwefelsäure 2
–, Trichloressigsäure 2
Säure-Basen-Bedarf 41
Säurebasenstörung 45
Salben, eiweißverdauend 47
Sanka 11
Sauerstoffgabe 30, 34
Säugling 25
Saugdrainage 32
Schädelhirntrauma 18
Schädelkalotte, Abschleifen 66
–, Anbohren der Tabula externa 66
Schädigungsarten 1
Schaumstoff 20
Schaumstoffschiene 20
Schichtführerin, Aufgaben der 78
Schiebetüren 74
Schienen 88
–, korrigierende 88
–, Lagerungs- 88
Schienenlagerung 58
Schmerzrezeptoren 1
Schmerzschwelle 1
Schmetterlingswanne 49
Schnittiefe, Spalthaut 56
Schock 34, 42
–, Erste Hilfe 9
–, Gefahr 9, 26
–, hypovalämisch 22, 23
–, septisch 77
–, Überwachung 26, 27
Schockindex 9, 25, 26
Schocklunge 28, 35
Schockniere 28, 35
Schockphase, Pathophysiologie 22, 24
Schockraum 18
Schocktherapie 18
Schonatmung 29
Schorf, spontane Ablösung 47
Schulter, Adduktionskontraktur 71
Schweinehaut 63
Schweißdrüsen 3
Schwerverbranntenstation 11
–, Beschäftigungstherapeut 16
–, Hygieniker 16
–, Intensivschwester 14
–, Klimaanlage 13
–, Organisation 13
–, Physiotherapeuten 15
–, Sozialarbeiter 16

Sachverzeichnis

Schwerverbranntenstation, Team 14
Schwester, Bedeutung 86
–, Kontaktperson 86
Schwesternbedarf, pro Schicht 78
Schwimmhautbildung, Hand 68
Sedierung 46
Sekretolytika 31
Sekretverhaltung, Lunge 30
Semi-Fowler-Lagerung 85
Sensibilitätsminderung 39
Sepsis 42, 75
Septikämie 77
Sequestration 22, 23, 24
Serom 61
Serratia marcescens 75
Shunt, Rechts-Links 32
Sickerblutungen 57
Skarifizierung 47
Sofortexcision 51
Soludecortin H 32
Somnolenz 38
Sonnenbrand 3
Sozialarbeiter 16
Soziale Fähigkeiten, Wiedererlangung 87
Spätexcision 51
Spalthaut, Konservierung 58
Spalthautentnahme 56
Spalthauttransplantation 56
Spenderfläche 51, 53, 56
Sperrventile 75
Sprunggelenk 67
Sputum, schaumig, blutig 31
Staphylokokken 75
Steinverschluß 36
Stickstoff, flüssiger 15
Stickstoffbilanz 28, 41, 42
Stickstoffkontainer 63
Strahlenkrankheit 3
Strahlung, Einwirkung 3
–, energiereiche 2
–, Ganzkörper 3
–, Schutz 3
Streptokokken 62, 75
Stress 34
Stressdiabetes 45
Stressreaktion, hyperton 36
Stresssituation 41
Stressulcus 42, 43, 44
Strom, Austrittsstelle 2
–, Eintrittsstelle 2
–, Gleichstrom 2
–, Leitbahnen 3
–, Leitfähigkeit 2, 3
–, Wechselstrom 2
Stryker-Bett 46, 69, 85, 86
Subclaviakatheter 32, 84
Subkutangewebe 1, 4, 55
Synthetische Watte 61

Tachykardie 24
Technik, operative 54

Temperaturerhöhung 39
Temperaturrezeptoren 1
Tetanusimpfung 20
Therapieplan, Überwachung des 79
Thromboembolie 34, 38
Thrombose 3
Thromboseprophylaxe 38, 86
Thrombopenie 37
Thromboplastinzeit (TPZ = Quickwert) 37
–, partiell 37
Thrombozyten 37
Thrombozytenkonzentrat 37
Tierhaut 63
Todesursachen 7
„Totenstille", bei Paralyse 45
Totraum 24
Totraumvergrößerer 29
Tracheostoma 39, 44
Tracheotomie 64
Transplantate, Annähen der 57
–, Narbenzüge 69
–, Pigmentierung 53
–, Schrumpfungsneigung 53, 69
Transplantatlager 12
Transplantatlösung 61
Transplantatnekrose 61
Transplantatschwester 53
Transport, Maßnahmen während 11
–, Organisation 11
Traumareaktion, Hypertone 28
Trispufferlösung 41

Überdigitalisierung 36
Übergabe, Patient 17
Überwachung, Blut 37
–, Herz-Kreislaufsystem 33
–, Nervensystem 38
–, Niere 35
–, Verbrennungspatient 29
Überwässerung 29, 31, 36
Ulcusblutung 44
Untersuchung klinische 18
Urin, „hochgestellter" 44
Urinausscheidung 25, 37
Urinkatheter 18
Urinkatheterpflege 36
Urinmenge 26
UV-Bestrahlung 2, 3
UV-Licht 74

Vasokonstriktion 24
Venenentzündung 42
Verätzung 2
Verband, Saugfähigkeit der 46
Verbandswechsel 46, 50
–, Erleichterung des 49
–, erster, Grundregel 60
–, Fremdhauttransplantat 51
–, Spalthauttransplantat 51
–, Zeitpunkt 51
Verbrauchskoagulopathie 24, 37

Verbrennung, Alter 6
–, Ausdehnung (% VKO) 6, 18, 25
–, Berechnung n. Berkow 7
–, Beurteilung 3
–, chemisch 2
–, Dauer 22
–, Differentialdiagnose 5
–, drittgradig 3, 5, 12, 22, 37, 47, 51, 65, 67
–, elektrisch 2, 36, 37, 65
–, ersten Grades 3, 11
–, Farbe 5
–, kleine 11, 12
–, Konsistenz 5
–, Sensibilität 5
–, thermisch 2
–, Tiefe der 3, 18, 20, 25, 56
–, tief-zweitgradig 4, 5, 47, 55
–, zirkulär 46
–, zweiten Grades 3, 4, 5, 12, 22, 46, 47, 51, 65
Verbrennungsflächen, transplantiert 47
Verbrennungskrankheit, Pathophysiologie 28
Verbrennungsmann 18, 19, 79
Verbrennungstoxin 28, 29
Verbrennungswunde, Versorgung 45
Verbrühung 2
Verkochung 2
Verkohlung 2
Verlaufsbogen 80
Verordnungsbogen, täglich 79
Verwirrtheit 38, 43

Visite 79
Vitamin-K-Mangel 37
Vollkost, hochkalorisch 42
Vorgeschichte 25

Wärmequelle, Art 2
Waschmaschine, Bestimmung Blutverlust 54
Wasser-, Elektrolythaushalt, Störung 28
Wasser, heißes 2
Wasserintoxikation 42, 44
Wasserverlust 24
Wasserstoffperoxyd 55
Wattekompression 58
Weg, zentraler 18
Widerstandsatmung 30
Wundbehandlung, erste 20
–, geschlossen 46, 57
–, offen 46, 57
–, Sofortmaßnahmen 10
Wundsekret 46
Wundtoilette 47, 48

Xylit 41

Zellenzyme 1
Zentralnervensystem, Störung des 38
ZVD 18, 24, 26, 35
Zwerchfellhochstand 45
Zystitis 35

Fachschwester – Fachpfleger Fortbildung

Innere Medizin – Intensivmedizin

Herausgeber: M. Alcock, P. Barth, K. D. Grosser, W. Nachtwey, G. A. Neuhaus, F. Praetorius, H. P. Schuster, M. Sucharowski, P. Wahl

S. M. Brooks
Fortbildung 1
Grundlagen des Wasser- und Elektrolythaushaltes
Deutsche Bearbeitung von H. P. Schuster, H. Lauer
Übersetzt aus dem Amerikanischen von G. Kaiser, M. Kaiser
1978. 27 Abbildungen, 13 Tabellen.
XIII, 67 Seiten
DM 19,80
Mengenpreis ab 20 Exemplare: DM 15,80
ISBN 3-540-08429-0

J. M. Krueger
Fortbildung 2
Überwachung des zentralen Venendrucks
Übersetzt aus dem Amerikanischen von G. und M. Kaiser
1978. 51 Abbildungen. IX, 60 Seiten
DM 12,–
Mengenpreis ab 20 Exemplare: DM 9,60
ISBN 3-540-08574-2

H. P. Schuster, H. Schönborn, H. Lauer
Fortbildung 3
Schock
Entstehung, Erkennung, Überwachung, Behandlung
1978. 39 Abbildungen, 10 Tabellen.
X, 65 Seiten
DM 21,80
Mengenpreis ab 20 Exemplare: DM 17,40
ISBN 3-540-08736-2

Fortbildung Innere Medizin – Intensivmedizin

Herausgeber: M. Alcock, K. D. Grosser, W. Nachtwey, G. A. Neuhaus, F. Praetorius, H. P. Schuster, M. Sucharowski, P. Wahl

S. Okonek
Vergiftungen – Entgiftung – Giftinformation
Unter Mitarbeit von H. Lauer
Mit einem Kapitel von C. Kulessa und J. Bußmann
1980. 51 Abbildungen, 32 Tabellen.
Etwa 130 Seiten
DM 38,–
Mengenpreis ab 20 Exemplare: DM 30,40
ISBN 3-540-10331-7

D. Seybold, U. Gessler
Säure-Basen-Haushalt und Blutgase
1981. 29 Abbildungen, 9 Tabellen.
IX, 48 Seiten
DM 29,80
Mengenpreis ab 20 Exemplare: DM 23,80
ISBN 3-540-10342-2

Anaesthesie – Intensivmedizin

Herausgeber: F. W. Ahnefeld, W. Dick, M. Halmágyi, H. Nolte, T. Valerius

F. W. Ahnefeld, W. Dick, M. Halmágyi, T. Valerius
Weiterbildung 1
Richtlinien, Lehrplan, Organisation
1975. XIII, 204 Seiten
DM 24,–
Mengenpreis ab 20 Exemplare: DM 19,20
ISBN 3-540-07115-6

Springer-Verlag
Berlin
Heidelberg
New York

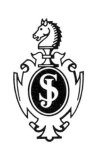

Fachschwester – Fachpfleger Fortbildung

M. Halmágyi, T. Valerius
Weiterbildung 2
Praktische Unterweisung
Intensivbehandlungsstation – Intensivpflege
1975. 67 Abbildungen. VIII, 120 Seiten
DM 24,–
Mengenpreis ab 20 Exemplare: DM 19,20
ISBN 3-540-07213-6

M. Halmágyi, T. Valerius
Weiterbildung 3
Praktische Unterweisung
Punktion. Injektion – Infusion – Transfusion.
Gefäßkatheter
1976. 60 Abbildungen. VII, 120 Seiten
DM 28,–
Mengenpreis ab 20 Exemplare: DM 22,40
ISBN 3-540-07723-5

M. Halmágyi
**Diaserie – Slides II
Weiterbildung 3**
1979. 60 farbige Diapositive
Legenden in deutscher Sprache
Lieferung im Ringordner
DM 128,–
ISBN 3-540-092112-5

M. Halmágyi, T. Valerius
Weiterbildung 4
Praktische Unterweisung
Sonde – Drainage – Katheter – Endoskopie
1980. 48 Abbildungen. VIII, 137 Seiten
DM 36,–
Mengenpreis ab 20 Exemplare: DM 28,80
ISBN 3-540-08737-0

Operative Medizin
Herausgeber: G. Gille, B. Horisberger, B. Kaltwasser, K. Junghanns, R. Plaue

J. Hamer, C. Dosch
Neurochirurgische Operationen
Weiterbildung
Mit einem Geleitwort von K. Junghanns
1978. 80 Abbildungen IX, 78 Seiten
DM 28,–
Mengenpreis ab 20 Exemplare: DM 22,40
ISBN 3-540-08631-5

J. Menzel, B. Dosch
Neurochirurgie
Prae- und postoperative Behandlung und Pflege
Fortbildung
Geleitwort von K. Junghanns
1979. 40 Abbildungen, 1 Tabellen.
IX, 46 Seiten
DM 29,50
Mengenpreis ab 20 Exemplare: DM 13,60
ISBN 3-540-09284-6

W. Saggau, T.-R. Billmaier
Herz- und Gefäßoperationen
Weiterbildung
1979. 110 Abbildungen. VIII, 104 Seiten
DM 36,–
Mengenpreis ab 20 Exemplare: DM 28,80
ISBN 3-540-08735-4

H. W. Asbach, C. Herrmann-Schüssler, M. Lorenz
Urologie
Prae- und postoperative Behandlung und Pflege
Fortbildung
1980. 29 Abbildungen, 6 Tabellen.
IX, 60 Seiten
DM 32,–
Mengenpreis ab 20 Exemplare: DM 25,60
ISBN 3-540-09835-6

Springer-Verlag Berlin Heidelberg New York